常见病奇效秘验方系列

肺病
奇效秘验方

总　主　编◎吴少祯

执行总主编◎王馥恩　贾清华　蒲瑞生

主　　　编◎宫健伟

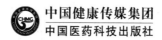

中国健康传媒集团
中国医药科技出版社

内 容 提 要

　　本书针对呼吸系统常见疾病，搜集来自古书和近期医学杂志及名老中医医案等治疗肺部疾病的效方700余首，分为内服方和外用方，选方精练，疗效确切，可供临床医师参考使用，也是广大患者的保健用书。

图书在版编目（CIP）数据

　　肺病奇效秘验方 / 宫健伟主编 . —北京：中国医药科技出版社，2023.3

　　（常见病奇效秘验方系列）

　　ISBN 978-7-5214-2598-7

　　Ⅰ.①肺… Ⅱ.①宫… Ⅲ.①肺病（中医）—验方—汇编

　　Ⅳ.① R289.51

　　中国版本图书馆 CIP 数据核字（2021）第 132534 号

美术编辑 陈君杞
版式设计 南博文化

出版	**中国健康传媒集团** | 中国医药科技出版社
地址	北京市海淀区文慧园北路甲 22 号
邮编	100082
电话	发行：010-62227427　邮购：010-62236938
网址	www. cmstp. com
规格	880×1230mm $^1/_{32}$
印张	10 $^3/_4$
字数	276 千字
版次	2023 年 3 月第 1 版
印次	2023 年 11 月第 2 次印刷
印刷	三河市百盛印装有限公司
经销	全国各地新华书店
书号	ISBN 978-7-5214-2598-7
定价	**35.00 元**

获取新书信息、投稿、为图书纠错，请扫码联系我们。

《常见病奇效秘验方系列》

编委会

编委会

主　　编◎宫健伟

副　主　编◎马　红　叶　蕾　翟佳丽

编　　者（按姓氏笔画排序）

马　红　王婷婷　叶　蕾

吕　红　任爱玲　全小红

李明心　李昭凤　谷　裕

姜　鹰　宫健伟　桂吟哲

倪高峰　郭　飞　翟佳丽

出版说明

中医方剂，肇自汤液，广于伤寒。在中医的历史长河中，历代医家留下了数以万计的验方、效方。从西汉的《五十二病方》，到明代的《普济方》，再到今天的《中医方剂大辞典》，本质上都是众多医家效验方的集录。这些优秀的效方、验方凝聚了古今医家的智慧和心血，为我们提供了宝贵的经验。

为此，我们组织专家编写了《常见病奇效秘验方系列》丛书，本套丛书包括儿科疾病奇效秘验方、颈肩腰腿痛奇效秘验方、消化系统疾病奇效秘验方、肝胆病奇效秘验方、痛风奇效秘验方、皮肤病奇效秘验方、关节炎奇效秘验方、失眠抑郁奇效秘验方、妇科疾病奇效秘验方、糖尿病奇效秘验方、神经痛奇效秘验方、高血压奇效秘验方、肺病奇效秘验方、中医美容奇效秘验方、便秘奇效秘验方，共计15个分册。每首验方适应证明确，针对性强，疗效确切，是临床医师、中医药学子和广大中医爱好者的必备参考书；同时，患者可对症找到适合自己的效验方，是患者家庭用药的便捷指导手册。

需要说明的是，原方中有些药物，按现代药理研究是有毒性或不良反应的，如附子、川乌、草乌、马钱子、木通、山慈菇、细辛等，这些药物大剂量、长期使用易发生中毒反应，故在使用之前，务必请教一下专业人士。

本套丛书在编写过程中，参阅了诸多文献资料，谨此对原作者表示衷心感谢！另外，书中难免会有疏漏之处，敬请广大读者提出宝贵意见。

中国医药科技出版社

2023年2月

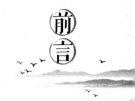

前言

  中医药学源远流长、博大精深，有着独特的理论体系和丰富的临床经验，是我国劳动人民长期同疾病抗争总结出来的经验和智慧的结晶，为中华民族的繁衍昌盛发挥了不可磨灭的历史作用。方剂是在辨证审因确定治法之后，选择合适的药物，酌定用量，按照组方基本结构的要求，妥善配伍而成，是中医防治疾病、保障人类健康的重要工具和手段，对于治疗临床常见病、多发病、疑难病发挥了巨大作用。

  中医药学治疗肺部疾病经验丰富，效果卓著，尤其是近代以来，对西医明确诊断的肺部疾病用中医药治疗取得长足的进步和发展。从古代先贤到近代名医，在长期防治肺部疾病的实践中，不仅积累了丰富的临床经验，而且还创制、总结、辑录了大量验之有效的方剂。

  中医学所言之肺基本等同于西医学的呼吸系统，故本书针对呼吸系统常见疾病，搜集来自古书和近期医学杂志及名老中医医案等治疗肺部疾病的奇验效方700余首，每病旨在切合临床实际，选取临床效果显著的内服方和外用方，所选效方包括方名、组成、用法、功效、主治和来源等，选方精练，疗效确切。

  由于肺部疾病方剂涉及内容广泛，加之我们水平有限，书中难免存在一些不足和遗漏，恳请广大同仁和读者予以批评指正，以使日后进一步完善。

编者

2022 年 10 月

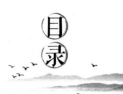

目录

第一章 急性上呼吸道感染

急性上呼吸道感染（acute upper respiratory infection，AURI）是一种最常见的良性自限性疾病，主要由病毒感染引起，少数为细菌感染。广义的AURI是鼻腔、咽或喉部急性炎症的总称，主要包括普通感冒、急性病毒性咽炎和喉炎、急性咽结膜炎、急性疱疹性咽峡炎、急性扁桃体炎等。

AURI全年均可发病，但以冬春季或气候骤变时多见。各种原因导致全身或呼吸道抵抗力降低常为发病诱因，少数患者还可在病情好转后发生急性肾炎、心肌炎或风湿病等。常有同种患者接触史，多由劳累、淋雨、受凉等因素诱发，自身防御功能下降，导致外界病原体入侵或呼吸道携带的病原体繁殖。随着环境污染、气候异常的加重，人口老龄化速度的加快，AURI发病率日益升高。

AURI可发生在任何年龄段，尤以幼儿和老年人多见。AURI是5岁以下患儿死亡的主要原因。AURI为自限性疾病，一般预后较好，是临床常见的呼吸系统疾病，多伴有咳嗽、鼻塞、咽干、咽痛等症状，并可有不同程度的体温升高。发热通常情况下是机体的一种自我保护机制，适当的体温升高有助于机体抵御病邪，清除病原体。但体温过高或长期发热会导致病理性损害，引发抽搐、惊厥等一系列并发症，甚至出现损害大脑的情况。

中医学认为，该病归属于"感冒""外感发热""风温肺热"等范畴。先天禀赋不足，体质虚弱，卫外不固；或生活起居不当，寒温失调；或劳累过度，耗伤体力，腠理疏松；或气候突变，冷热失常，六淫肆虐，均可导致邪毒乘虚而入，外邪侵袭，肺卫首当其冲，卫表被郁，邪正相争而恶寒发热、头身疼痛，肺气失宣而现鼻塞、流涕、咳嗽等症。

中医治疗以解表达邪为原则，总体发病趋势为邪袭肺卫，很少发生传变，一般病程短且易治愈，但年老体弱、抗病能力差者常可使病趋恶化，或变生他病。

中医辨证施治：①风寒证治宜疏散风寒，辛温解表；②风热证治宜疏散风热，辛凉解表；③暑湿证治宜解表化湿，理气和中；④气虚感冒者治宜益气解表，阴虚感冒者治宜滋阴解表。

第一节　内服方

·何立人经验方·

【组成】青黛末（包煎）9克，贯众9克，白鲜皮18克，炒赤、白芍各30克，生地黄15克，生栀子18克，淡豆豉12克，麦冬30克，姜半夏9克，紫苏叶9克，紫苏梗9克，柴胡9克，前胡9克，白前9克，大狼把草15克，炒苍、白术各9克，生薏苡仁30克，厚朴花6克，山豆根3克，桃仁9克，杏仁9克，浙贝母9克，蝉蜕9克，桔梗3克，僵蚕9克，生白果9克，羚羊角粉（分吞）1.2克，龙齿（先煎）30克。

【用法】每日1剂，水煎分2次服。

【功效】清热解表化湿，平肝息风止惊，化痰止咳平喘。

【主治】急性上呼吸道感染（风寒湿证）。

【来源】《何立人医论医案选》

·银翘散加减·

【组成】冬桑叶10克，荆芥10克，连翘10克，牛蒡子10克，

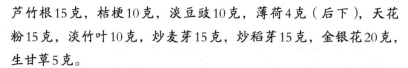

芦竹根15克，桔梗10克，淡豆豉10克，薄荷4克（后下），天花粉15克，淡竹叶10克，炒麦芽15克，炒稻芽15克，金银花20克，生甘草5克。

【用法】每日1剂，水煎分2次服。

【功效】辛凉解表。

【主治】急性上呼吸道感染（风热犯表证）。

【来源】《婺州名老中医医案集》

❧ · 李延经验方1 · ❧

【组成】板蓝根15克，柴胡10克，薄荷10克（后下），金银花20克，连翘10克，牛蒡子15克，桑白皮15克，菊花15克，白芷10克，甘草10克，羚羊角粉3克。

【用法】每日1剂，水煎分2次服。

【功效】疏风清热，宣肺止咳。

【主治】急性上呼吸道感染（风热犯肺证）。

【来源】《李延临床医案选》

❧ · 李延经验方2 · ❧

【组成】瓜蒌20克，半夏10克，黄连8克，百部10克，炙枇杷叶15克，桔梗10克，前胡10克，紫菀10克，杏仁10克，蝉衣10克，僵蚕10克，胆南星10克，佛手10克，炒枳壳12克，金荞麦10克，甘草10克。

【用法】每日1剂，水煎分2次服。

【功效】宽胸涤痰，润肺降气。

【主治】急性上呼吸道感染（痰热蕴肺证）。

【来源】《李延临床医案选》

李延经验方3

【组成】炒柴胡15克，炒黄芩10克，姜半夏10克，生甘草10克，干姜10克，五味子15克，炙款冬花10克，炙紫菀10克。

【用法】每日1剂，水煎分2次服。

【功效】疏风宣肺，降逆止咳。

【主治】急性上呼吸道感染（风寒袭肺，肺气上逆证）。

【来源】《李延临床医案选》

李延经验方4

【组成】太子参15克，白术20克，茯苓20克，炙甘草10克，炒白芍20克，沙参20克，桔梗15克，黄芪15克，五味子15克。

【用法】每日1剂，水煎分2次服。

【功效】培土生金。

【主治】上呼吸道感染（肺气虚证）。

【来源】《李延临床医案选》

补中益气汤

【组成】北黄芪10克，党参10克，当归10克，柴胡10克，白术10克，炙甘草5克，陈皮6克，升麻6克。

【用法】每日1剂，水煎分2次服。

【功效】培土生金。

【主治】急性上呼吸道感染（气虚证）。

【来源】中国中西医结合儿科学，2020，12（1）

清瘟解毒汤

【组成】连翘10克，金银花10克，鱼腥草15克，黄芩6克，柴胡10克，薄荷6克，生石膏（先煎）15克，知母10克，杏仁6克，桔梗10克，藿香10克，大黄5克，苇茎30克，桃仁10克。

【用法】每日1剂，水煎分2次服。

【功效】解毒透邪，宣肺润燥化痰，降气止咳平喘。

【主治】急性上呼吸道感染（痰热蕴肺证）。

【来源】中国中西医结合儿科学，2020，12（1）

❧ · 小柴胡汤 · ❧

【组成】柴胡20克，黄芩15克，大枣12克，甘草8克，人参10克，半夏8克，生姜3片。

【用法】每日1剂，水煎分2次服。

【功效】和胃降逆，扶正祛邪。

【主治】急性上呼吸道感染（气虚证）。

【来源】医药前沿，2020，10（3）

第二节　外用方

❧ · 贴敷方1 · ❧

【组成】白芥子20克，吴茱萸10克。

【用法】上药研细末，每次取15克，加面粉少许，以黄酒适量调成厚糊状，贴双足涌泉穴，用伤湿止痛膏覆盖，外用热水袋加温，如未效，次日再贴1次。

【功效】辛温解表。

【主治】感冒（风寒证）。

【来源】《中医外治求新》

∾ᴥ· 贴敷方2 ·ᴥ∾

【组成】生石膏60克，栀子30克，蒲公英30克，鲜猪胆汁40毫升。

【用法】前3药研成极细末，用鲜猪胆汁调糊，分摊于3厘米×3厘米方形布块上，贴于大椎、曲池、合谷穴，每日2次，每次8小时。

【功效】清热解毒。

【主治】感冒发热（外感实证）。

【来源】新中医，1995，1（8）

∾ᴥ· 贴敷方3 ·ᴥ∾

【组成】大黄、栀子、僵蚕各4份，牛膝2份，细辛1份。

【用法】上药共研极细末，每次用5~8克，以米醋调为糊状，涂于伤湿止痛膏或塑料布上，贴涌泉穴（双），包扎固定，4~6小时取下，如不效，可续贴。

【功效】辛凉解表。

【主治】感冒发热。

【来源】陕西中医，1988，1（11）

∾ᴥ· 贴敷方4 ·ᴥ∾

【组成】青蒿、石膏各50克，燕窠土50克，滑石30克，茶叶、冰片各20克。

【用法】上药共研细末，加甘油和蛋清适量调成糊状，外敷神阙穴，上盖以纱布，并经常注意敷药湿度，以免干燥影响疗效。冬季气候寒冷可用鲜葱捣泥调敷，夏季气候炎热可用鲜丝瓜藤、叶捣泥调敷。

【功效】解表清热。

【主治】小儿感冒发热。

【来源】湖南中医杂志，1989，1（6）

～·贴敷方5·～

【组成】鲜生姜、艾叶绒等量。

【用法】上药混合捣烂（若生姜过干可在捣烂物中加数滴白酒），用纱布或薄布包好，外敷患儿前囟处，一般2~3小时换药1次，直至好转。

【功效】辛温解表。

【主治】婴儿感冒鼻塞。

【来源】民族医药报

～·贴敷方6·～

【组成】生石膏3份，生大黄2份，生栀子1份。

【用法】上药研末，用柴胡注射液2毫升调膏贴脐。

【功效】解表清热。

【主治】感冒发热。

【来源】陕西中医，1993，13（6）

～·贴敷方7·～

【组成】川芎、川乌、细辛（生用），比例2∶2∶1。

【用法】上药研末，取3克醋调涂囟门，伤湿止痛膏封贴，每日1次。

【功效】温肺散寒，宣通鼻窍。

【主治】小儿感冒鼻塞。

【来源】山西中医，1993，9（1）

❧ · 贴敷方8 · ❧

【组成】葱头7个，生姜1片，淡豆豉7粒。

【用法】上药共捣烂，蒸熟敷在厚纸上（如膏药状），微热贴在患儿囟门上，贴药后有发汗反应。

【功效】辛温解表。

【主治】小儿流感。

【来源】《常见病验方研究参考资料》

❧ · 贴敷方9 · ❧

【组成】栀子适量。

【用法】上药研粉，用鸡蛋清调敷涌泉穴，8小时取去，每日1次，发热兼抽搐者，加敷内关穴。

【功效】清热泻火，解毒凉血。

【主治】小儿流感、腮腺炎、风疹等病引起的高热及夏季热。

【来源】四川中医，1990，1（10）

❧ · 贴敷方10 · ❧

【组成】白芥子、细辛各4份，甘遂、延胡索各1份。

【用法】将上药共研为细末后装瓶备用。取穴：天突、大椎、定喘、风门、肺俞、厥阴俞、膏肓、至阳、脾俞、肾俞。用点燃的2只艾条行回旋灸及雀啄灸，当患者有透热、扩热、传热等感觉时，施以温和灸2分钟，并标定为热敏穴。再取上药末10克加老姜汁10毫升，调成1厘米×1厘米大小的药饼，用5厘米×5厘米胶布贴于热敏穴位上，每次1~2小时，以患者自觉热痛难以忍受为度，3日换药1次。

【功效】温肺散寒，止咳平喘，化痰散结，开窍通络。

【主治】外感风寒咳嗽。

【来源】针灸临床杂志，2007，23（9）

⌘ · 贴敷方11 · ⌘

【组成】薄荷、大蒜、生姜各等份。

【用法】将以上药物捶烂如膏，贴敷于大椎、太阳穴，以纱布覆盖，用胶布固定；两手劳宫穴贴药合掌，夹于两腿之间，约30分钟。本法对感冒初起有恶寒头痛者，若微汗出即效。而风寒感冒全身酸痛明显者，上药中加入细辛3克同捣，并加酒数滴炒热贴敷，或用艾条隔药悬灸大椎、太阳穴，促使汗出亦可愈。

【功效】疏风解表。

【主治】感冒。

【来源】《百病中医外治自疗法》

⌘ · 贴敷方12 · ⌘

【组成】黄芪60克，白术50克，防风、麻黄根、炒谷芽各30克，五味子15克。

【用法】上药共研细末，每次取药末15克，以红枣去核捣烂适量调匀，敷于患儿双侧涌泉穴，纱布包扎固定，每日换药1次。

【功效】益气固表。

【主治】小儿虚汗、厌食、易感冒。

【来源】民族医药报

⌘ · 覆脐方1 · ⌘

【组成】葱白30克，生姜30克，食盐6克。

【用法】上药共捣如泥，再加适量白酒调匀，以两层纱布包好，覆肚脐上，用热水袋加温，至全身出汗为度。

【功效】疏风散寒。

【主治】感冒（风寒证）。

【来源】《中医外治求新》

❧·覆脐方2·❧

【组成】葱白头30克，生姜30克，食盐6克，白酒1盅。

【用法】上药以两层纱布包好，覆肚脐上，用热水袋加温。

【功效】辛温解表。

【主治】风寒感冒。

【来源】《中医外治求新》

❧·熏蒸方1·❧

【组成】荆芥10克，防风10克，紫苏叶10克，葱白5个，生姜5片。

【用法】上药水煎，将两次药汁混合，装入广口热水瓶内，用鼻吸其蒸气，冷则倒出加温，直熏蒸到全身觉热、头额出汗为度，然后覆被安卧1~2小时。

【功效】辛温解表。

【主治】风寒感冒。

【来源】《中医外治求新》

❧·熏蒸方2·❧

【组成】冬桑叶10克，白菊花10克，薄荷叶6克，板蓝根10克。

【用法】上药锉细，装于小热水瓶内，倒入沸水，盖上瓶塞半小时，然后打开瓶塞，用鼻吸其蒸气。时间20~30分钟，每日2~3次，再次使用前将药汁倒出加温至沸。

【功效】辛凉解表。

【主治】感冒（风热证）。

【来源】《中医外治求新》

～·熏蒸方3·～

【组成】大蒜瓣（紫皮老蒜尤佳）3~5枚，陈米醋适量。

【用法】先将大蒜瓣捣碎，再加水煮沸数滚，加入陈米醋，趁热对口、鼻熏之。

【功效】疏风散寒。

【主治】感冒（风寒证）。

【来源】《单方验方治百病》

～·熏蒸方4·～

【组成】荆芥、防风、川芎、羌活、独活、柴胡、薄荷、桔梗、枳壳、茯苓、甘草、生姜各30克。

【用法】药量当视蒸疗室大小而定，将药物放蒸锅内煮沸，按全身熏蒸法操作，每次熏蒸30~45分钟，每日2次，3日为1疗程。

【功效】疏风散寒。

【主治】感冒（风寒证）。

【来源】《当代中药外治临床大全》

～·熏蒸方5·～

【组成】香薷12克，羌活10克，紫苏叶12克，厚朴12克，淡豆豉10克，藿香12克。

【用法】水煎2次，混合，去渣，擦浴全身，每次10~20分钟，每日2次，每日换药1剂，3日为1疗程或病愈停用。浴后嘱患者多饮开水，以助发汗祛邪之力。

【功效】祛暑解表，化湿和中。

【主治】感冒（暑湿证）。

【来源】《中国外治疗法》

⌒·熏蒸方6·⌒

【组成】黄芪、防风各30克。

【用法】水煎，熏蒸全身。

【功效】益气固表祛风。

【主治】感冒（气虚证）。

【来源】《理瀹骈文》

⌒·熏蒸方7·⌒

【组成】柴胡、当归各60克。

【用法】水煎，熏蒸全身。

【功效】透表泻热，补血活血。

【主治】感冒（血虚证）。

【来源】《理瀹骈文》

⌒·熏洗方1·⌒

【组成】桂枝、羌活、威灵仙各30克，生姜50克。

【用法】先将上药前三味研磨成粉，再取生姜连皮捣碎，加70~80℃热水15升，浸泡20分钟后，加23~25℃凉水，至水温约60℃时，将双足架于木桶上，先熏足底，水温降至40~43℃时，浸泡双足，不断加热水，使水温控制在40℃左右，浸泡15~20分钟，至汗。

【**功效**】疏风散寒。

【**主治**】感冒（风寒证）。

【**来源**】上海中医药杂志，2011，45（4）

❧· 熏洗方2 ·❧

【**组成**】荆芥、防风、紫苏叶、薄荷各10克，柴胡15克，板蓝根、桑叶、菊花各30克，重楼40克。

【**用法**】上药煎汤去渣外洗，每2~3小时1次。

【**功效**】疏风清热。

【**主治**】夏季感冒高热及痱子、疮毒。

【**来源**】中医杂志，1988，8（1）

❧· 熏洗方3 ·❧

【**组成**】柴胡、荆芥、紫苏、薄荷。4岁及以下各用20克，5岁及以上各用30克。

【**用法**】上药研末，用热开水1000~1500毫升冲开后煎煮5分钟或浸泡20分钟，去渣，再将药液置火上煮热。关闭门窗，令患儿脱去衣裤，用毛巾蘸浸药液，反复擦洗全身。液温以患儿耐受为宜，每次擦洗10~15分钟。洗毕，擦干药水，穿上衣服，保温休息。

【**功效**】疏风清热。

【**主治**】小儿外感风热。

【**来源**】辽宁中医杂志，1980，1（4）

❧· 熏洗方4 ·❧

【**组成**】香薷、紫苏叶、荆芥、防风、藿香各15克，菊花30克，

13

连翘10克，大豆黄卷20克，葱白、淡豆豉、生姜各30克。

【用法】将上药煎水2000毫升。用时小儿坐在小凳上或父母大腿上，两足下垂于圆台形筒内（桶的高度与小儿膝关节相平，直径宜小不宜大），首次加药液至踝关节处（药温以小儿适宜为度），再加食醋50克，后每隔10~15分钟加药液1次（约20毫升），直至药液浸没小儿小腿，浸40~60分钟。

【功效】疏风清热。

【主治】小儿夏季外感高热。

【来源】中医外治杂志，1993，1（4）

·熏洗方5·

【组成】麻黄9克，桂枝6克，杏仁9克，防风9克，荆芥9克，甘草6克。

【用法】水煎汤，先熏后洗头面，得汗解。每日熏洗2~3次。

【功效】发汗解表，宣肺平喘。

【主治】感冒（外感风寒表实证）。

【来源】《熏洗疗法治百病》

·熏洗方6·

【组成】荆芥9克，防风9克，白芷12克，柴胡12克，前胡12克，羌活9克，独活9克，生姜9克。

【用法】将上药煎汤200毫升，熏洗头面部，每日2次。

【功效】疏风散寒。

【主治】感冒（风寒证）。

【来源】《中国中医独特疗法大全》

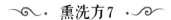

❧ · 熏洗方7 · ❧

【组成】麻黄9克，桂枝6克，生姜9克，紫苏15克，甘草3克。

【用法】上药煎汤熏洗头面，得汗解。

【功效】疏风散寒。

【主治】感冒（风寒证）。

【来源】《中国中医独特疗法大全》

❧ · 熏洗方8 · ❧

【组成】生姜、葱白、核桃叶（或柳枝）、细茶、黑豆各等量。

【用法】水煎汤先熏后洗头面，得汗而解。每日熏洗1~2次。

【功效】疏风散寒。

【主治】感冒（风寒证）。

【来源】《熏洗疗法治百病》

❧ · 熏洗方9 · ❧

【组成】紫苏叶、艾叶、葱白各90克。

【用法】将上药水煎5分钟，连汁带渣，先熏后洗双足。每次10~20分钟，每日2次。

【功效】疏风散寒。

【主治】感冒（风寒证）。

【来源】《医疗养生保健》

❧ · 熏洗方10 · ❧

【组成】冬桑叶30克，黄菊花15克，栀子10克，独活6克，天麻6克，薄荷30克。

【用法】将上药加水1000毫升，煮15分钟，去渣取药液洗头。

【功效】疏散风热。

【主治】感冒（风热证）。

【来源】《穴位贴药与熨洗浸疗法》

ᜁ· 熏洗方11 ·ᜁ

【组成】桑叶15克，菊花15克，薄荷15克，荆芥15克，芦根30克。

【用法】水煎2次，混合，取药汁擦浴全身，每次10~20分钟，每日2次，每日换药1剂，3日为1疗程，或病愈停用。

【功效】疏散风热。

【主治】感冒（风热证）。

【来源】《中国外治疗法》

ᜁ· 熏洗方12 ·ᜁ

【组成】紫苏叶、荆芥、防风、薄荷、桑叶、菊花、金银花、柴胡、细辛、青蒿各30克。

【用法】上药用凉水浸泡10分钟，煎煮15分钟，晾至适宜温度外洗，每日4次。

【功效】疏散风热。

【主治】感冒（风热证）。

【来源】《一招治病：百病自治1000法》

ᜁ· 熏洗方13 ·ᜁ

【组成】石荠苎30克，青蒿30克，积雪草60克。

【用法】上方煎水洗身，如有骨节疼痛时，可用积雪草药渣擦关节。

【功效】祛风解表清热。

【主治】外感发热，恶寒，头痛，骨节疼痛。

【来源】广东医学，1966，1（2）

·灌肠方1·

【组成】大黄适量。

【用法】大黄洗净，加沸水浸泡30分钟，用量如下：6个月至1岁，大黄5克，加水50毫升，取汁30毫升；2~3岁，大黄7.5克，加水75毫升，取汁50毫升；4~5岁，大黄10克，加水100毫升，取汁80毫升。根据上述用量，取大黄浸汁液（温热适中），选择细小肛管，先用清水清洁灌肠1次，再行药物灌肠，灌肠时臀部垫高5厘米，插管深度7~10厘米，灌后卧床半小时。

【功效】泻热通肠，凉血解毒，逐瘀通经。

【主治】小儿高热。

【来源】吉林中医药，1989，1（6）

·灌肠方2·

【组成】石膏300克，桂枝、赤芍、甘草、麻黄各适量。

【用法】将石膏研细末，置1000毫升水中，先煎30分钟，加入桂枝、赤芍（冬季各用20克，春、夏、秋各用6克）和甘草5克（仅冬季应用），煎煮15分钟，加入麻黄（冬季用10克，春、夏、秋用6克）继续煎煮15分钟，取其药汁后再煎30分钟，2次共煎取药液300毫升，装瓶备用。用量为每公斤体重3毫升，保留灌肠。

【功效】解表清热。

【主治】小儿外感高热。

【来源】中医药信息，1985，1（2）

❧ · 灌肠方3 · ❧

【组成】紫雪丹、柴胡注射液。

【用法】1~6个月的患儿取紫雪丹0.75克，柴胡注射液2毫升；7~12个月取紫雪丹1.5克，柴胡注射液4毫升；1~3岁取紫雪丹3克，柴胡注射液5毫升；4~6岁取紫雪丹3.75克，柴胡注射液6毫升；7岁以上取紫雪丹4.5克，柴胡注射液8毫升。将药混合搅匀，待紫雪丹完全溶化后，加入适量生理盐水，保留灌肠，每日1次，每次保留30~60分钟，3次为1疗程。

【功效】清热解毒，镇痉息风，开窍定惊。

【主治】小儿外感高热。

【来源】中医药信息报，1991，1（7）

❧ · 鼻嗅方 · ❧

【组成】鹅不食草12克。

【用法】取鲜鹅不食草12克，晒干，研为细末，鼻嗅，每日数次。

【功效】发散风寒，通鼻窍，止咳，解毒。

【主治】风寒感冒。

【来源】中医杂志，1958，1（7）

❧ · 涂擦方 · ❧

【组成】葱白头30克，生姜30克，食盐6克，白酒1盅。

【用法】将上药捣为糊状，再将白酒加入调匀，用纱布包之，涂擦前胸、后背、脚心、手心和腋窝、肘窝。一般涂擦20分钟左右，擦到局部皮肤发红为宜，然后让患者安卧。

【功效】辛温解表。

【主治】感冒发热。

【来源】新中医，1975，1（1）

·药囊方·

【组成】荆芥适量。

【用法】用清洁棉布制成方形小包，放入荆芥（1周岁以内用5~10克，1周岁以上酌增），加固后塞在患儿前胸6小时，必要时隔6小时再用1次。

【功效】祛风解表。

【主治】伤风感冒。

【来源】浙江中医杂志，1990，1（5）

·滴鼻方·

【组成】金银花9克，芫荽9克，苍耳子9克，白芷9克，鱼腥草（鲜品）30克。

【用法】上药混合，加水250毫升，蒸馏成药液50毫升，作为3个月内4个人的滴鼻用量。预防感冒，每人每月滴鼻5天，上半月滴鼻3天，下半月滴鼻2天，每天滴鼻1次，每次每侧鼻腔滴10滴，共滴20滴。感冒患者每2小时滴鼻1次，坚持滴鼻48小时，滴药量与预防用量相同。

【功效】疏风清热，通鼻窍。

【主治】感冒（风热证）。

【来源】新医药学杂志，1975，1（11）

·涂鼻感冒药膏·

【组成】地榆提取物10克，大蒜泥10克，食用醋精10毫升，冰片4克,薄荷2克。

【用法】将上药加羊脂、凡士林、香料配成"涂鼻感冒药膏",此方在感冒流行季节,作为预防使用,每天涂鼻1次;作为治疗使用,每天涂鼻3~4次。

【功效】疏风散热,清热解毒。

【主治】流行性感冒。

【来源】新医药学杂志,1976,1(11)

❧ · 防感香袋 · ❧

【组成】山柰80克,桂皮10克,砂仁5克,豆蔻5克,薄荷脑2.5克,冰片2.5克。

【用法】上药研末,用布做成20只香袋,每袋装5.25克,白天挂于胸前,夜间置于枕边。

【功效】祛风除湿,行气止痛。

【主治】流行性感冒。

【来源】中医杂志,1991,1(3)

❧ · 喷雾方 · ❧

【组成】金银花、贯众各60克,甘草70克。

【用法】上药加水600毫升,煎煮2次,取汁浓缩成120毫升,冷却备用。每日上午喷雾器喷入,或滴入儿童咽喉部约1.2毫升,每日1次,疗程3个月。

【功效】清热解毒。

【主治】感冒(风热证)。

【来源】上海中医药杂志,1983,1(9)

❧ · 药枕方 · ❧

【组成】①选用立冬季节采摘的菊花，经晒干、烘干，筛去灰土，拣去花梗，剪去花柄，取500~1000克。②荆芥、防风、川芎、蒲公英、金银花各150克，桂枝、白芍、黄芪各50克。

【用法】将以上药物共捣碎，装入枕芯作睡枕。

【功效】疏风清热，益气固表。

【主治】感冒（气血亏虚证）。

【来源】《百病中医外治自疗法》

第二章　急性支气管炎

急性支气管炎是由微生物感染、物理刺激、化学性刺激或过敏因素等引起的气管-支气管黏膜的急性炎症，临床表现以咳嗽为主，常持续1~3周，症状常先有急性上呼吸道感染症状如咳嗽、咯痰，多为干咳或咯少量痰，继而为黏液脓性痰，痰量增多，咳嗽加剧，偶见痰中带血。如支气管发生痉挛，可出现程度不等的气促。

该病多由病毒感染所致，其中成人以流感病毒和腺病毒多见，肺炎支原体、肺炎衣原体也是引起本病的常见病原体。

急性支气管炎属于中医学"咳嗽"范畴。中医学认为，风、寒、暑、湿、燥、火六淫之邪，以及吸入的烟尘秽浊之气，皆可侵袭肺系发病。由于四时气候变化的不同，人体感受的外邪亦有不同，临床上以风寒、风热、风燥为多见。外邪犯肺不外二途：一是从口鼻直接犯肺，二是从皮毛侵入而内舍于肺。外邪袭于肺系，阻遏肺气而不得宣降，痰邪（痰热、痰湿）内生，肺气上逆而发病。风寒入里可化热，或风热袭肺而成痰热内蕴。病久反复，伤及正气，或年老体弱，正气不足，卫外不固，容易受邪而使疾病反复发作且病程长，正虚邪恋，正气不足，多表现为肺气虚或气阴两虚。本病临床常见的证候包括：实证类（风寒袭肺证、风热犯肺证、燥邪犯肺证、痰热壅肺证、痰湿阻肺证），正虚邪恋类或体虚感邪类（肺气虚证、气阴两虚证）。

第一节　内服方

止嗽散合三拗汤

【组成】炙麻黄、炙甘草各6克，桔梗、紫菀、荆芥、苦杏仁、橘红、白前、旋覆花各10克，款冬花15克，鱼腥草20克。

【用法】每日1剂，水煎分2次服。

【功效】利咽止咳，宣肺祛痰。

【主治】急性气管支气管炎（风寒犯肺证）。

【来源】光明中医，2019，34（24）

桑菊饮

【组成】桑叶9克，菊花6克，苦杏仁9克，连翘12克，牛蒡子12克，前胡12克，黄芩9克，薄荷6克，桔梗9克，芦根12克，炙甘草3克。

【用法】每日1剂，水煎分2次服。

【功效】疏风清热，宣肺化痰。

【主治】急性气管支气管炎（风热犯肺证）。

【来源】《温病条辨》

桑杏饮

【组成】桑叶9克，苦杏仁9克，北沙参12克，麦冬12克，浙贝母9克，淡豆豉6克，栀子皮6克，瓜蒌皮12克，梨皮12克。

【用法】每日1剂，水煎分2次服。

【功效】清肺润燥，疏风清热。

【主治】急性气管支气管炎（燥邪犯肺证）。

【来源】《温病条辨》

～·清金化痰汤·～

【组成】桑白皮9克，黄芩9克，栀子9克，全瓜蒌12克，橘红9克，知母9克，浙贝母9克，苦杏仁9克，桔梗9克，天竺黄9克，葶苈子9克，炙甘草3克。

【用法】每日1剂，水煎分2次服。

【功效】清热化痰，肃肺止咳。

【主治】急性气管支气管炎（痰热壅肺证）。

【来源】《杂病广要》

～·二陈汤合三子养亲汤·～

【组成】法半夏12克，茯苓15克，白术12克，厚朴9克，白芥子9克，前胡12克，莱菔子9克，紫苏子9克，干姜9克，党参15克，苍术9克，薏苡仁20克，炙甘草6克。

【用法】每日1剂，水煎分2次服。

【功效】燥湿健脾，化痰止咳。

【主治】急性气管支气管炎（痰湿阻肺证）。

【来源】《太平惠民和剂局方》

～·补肺汤·～

【组成】桂枝9克，白芍12克，党参15克，黄芪15克，防风9克，白术12克，茯苓12克，五味子9克，紫菀12克，苦杏仁9克，陈皮9克，炙甘草6克。

【用法】每日1剂，水煎分2次服。

【功效】补肺益气，宣肺止咳。

【主治】急性气管支气管炎（肺气虚证）。

【来源】《永类钤方》

❧ 生脉散合沙参麦冬汤 ❧

【组成】太子参15克，北沙参12克，麦冬12克，五味子9克，玉竹9克，桑叶9克，浙贝母9克，款冬花9克，黄芩9克，全瓜蒌15克，天花粉15克，炙甘草3克。

【用法】每日1剂，水煎分2次服。

【功效】益气养阴，润肺止咳。

【主治】急性气管支气管炎（气阴两虚证）。

【来源】《内外伤辨惑论》及《温病条辨》

❧ 施今墨经验方1 ❧

【组成】炙麻黄1.5克，炒杏仁6克，射干5克，炙白前5克，炙前胡5克，炙桑白皮5克，炙陈皮5克，五味子2.4克，北细辛0.6克，炙紫菀5克，川桂枝3克，酒黄芩3克，炙紫苏子5克，杭白芍10克，云茯苓10克，苦桔梗5克，炙甘草3克。

【用法】每日1剂，水煎分2次服。

【功效】疏散风寒，宣肺止咳。

【主治】急性气管支气管炎（风寒犯肺证）。

【来源】《施今墨》

❧ 施今墨经验方2 ❧

【组成】鲜白茅根15克，生地黄15克，肥知母6克，生石膏12克，酒黄芩10克，川黄连5克，白杏仁6克，薏苡仁12克，佩兰叶10克，川郁金5克，厚朴花5克，代代花5克，金银花12克，苦桔梗5克，化橘红5克，清半夏10克，黛蛤散12克，枇杷叶10克。

【用法】每日1剂，水煎分2次服。

【功效】退热清肺，祛痰开胃。

【主治】急性气管支气管炎（肺胃热盛证）。

【来源】《施今墨》

∽·桑贝汤·∽

【组成】桑叶10克，浙贝母10克，桔梗10克，炒枳壳10克，炙枇杷叶15克，炙瓜蒌皮10克，茯苓10克，首乌藤30克，射干15克，天花粉10克，紫苏梗10克，合欢皮15克，牛蒡子10克，陈皮10克，苦杏仁10克，炙远志15克。

【用法】每日1剂，水煎分2次服。

【功效】疏风清热，利咽止咳。

【主治】急性气管支气管炎（风热犯肺证）。

【来源】云南中医中药，2019，40（5）

∽·自拟中药方·∽

【组成】金银花25克，连翘20克，黄芩10克，杏仁12克，桔梗12克，贝母12克，牡丹皮15克，赤芍15克，厚朴10克，党参30克，云茯苓25克，炒莱菔子20克，甘草5克。

【用法】每日1剂，水煎分2次服。

【功效】清热解毒，化痰益气。

【主治】急性气管支气管炎（痰热壅肺证）。

【来源】光明中医，2018，33（2）

张梦侬经验方1

【组成】桑叶10克，杏仁10克，桔梗10克，枳壳10克，前胡10克，款冬花10克，紫菀10克，川贝母10克，百部10克，甘草10克，玄参15克，天花粉15克，生石膏30克。

【用法】每日1剂，水煎分2次服。

【功效】疏风清肺，泻火润燥。

【主治】急性气管支气管炎（热邪袭肺，伤阴生燥证）。

【来源】《张梦侬》

加减桑菊饮

【组成】桑叶10克，菊花10克，杏仁10克，连翘15克，薄荷5克，蝉蜕5克，前胡12克，桔梗15克，炙甘草3克。

【用法】每日1剂，水煎分2次服。

【功效】疏风清热，宣肺止咳。

【主治】急性气管支气管炎（风热犯肺证）。

【来源】中医药导报，2006，12（12）

麻杏石甘汤

【组成】炙麻黄10克，杏仁8克，生石膏12克，法半夏15克，鱼腥草15克，全瓜蒌20克，白芍15克，甘草10克，海蛤壳20克，桑白皮10克，射干10克，虎杖10克，炙甘草3克。

【用法】水煎服，早、中、晚饭后30分钟各服1次，每日1剂。

【功效】开宣肺气，散寒平喘。

【主治】急性气管支气管炎（表寒里热证）。

【来源】时珍国医国药，2008，19（5）

∽·银翘散合升降散·∾

【组成】金银花10克，僵蚕10克，连翘6克，桔梗3克，薄荷3克，竹叶3克，荆芥3克，片姜黄3克，生甘草3克，牛蒡子5克，蝉蜕5克，紫菀5克，款冬花5克，杏仁5克，炙甘草3克。

【用法】每日1剂，水煎分2次服。

【功效】疏风清热，肃肺止咳。

【主治】急性喘息性支气管炎（风热犯肺，肺失清肃证）。

【来源】四川中医，2004，22（9）

∽·麻黄汤加减方·∾

【组成】射干9克，炙甘草9克，炙麻黄9克，白芍9克，紫菀9克，五味子9克，法半夏9克，制附子9克，荆芥6克，紫苏6克，桑白皮10克，黄芩10克，生石膏20克，炙甘草3克。

【用法】每日1剂，水煎分2次服。

【功效】敛肺化痰，止咳平喘。

【主治】急性喘息性支气管炎（风寒犯肺证）。

【来源】世界最新医学信息文摘，2019，19（7）

∽·桑芩止咳方·∾

【组成】桑白皮10克，黄芩10克，鱼腥草15克，浙贝母10克，紫苏子9克，白前10克，陈皮6克，姜半夏6克，桔梗6克，炙甘草6克。

【用法】每日1剂，水煎分2次服。

【功效】清热润肺，开宣肺气，止咳化痰。

【主治】急性气管支气管炎（痰热郁肺证）。

【来源】南京中医药大学（学位论文），2019

❦·　加味泻白散　·❦

【组成】2~6岁：桑白皮5克，地骨皮5克，川贝母5克，紫苏子5克，桔梗5克，杏仁5克，薄荷5克，知母5克，甘草3克，黄芩5克，麦冬5克，陈皮5克。

6~12岁：桑白皮8克，地骨皮8克，川贝母8克，紫苏子8克，桔梗8克，杏仁8克，薄荷8克，知母8克，甘草5克，黄芩8克，麦冬8克，陈皮8克。

【用法】水煎服，每日3次，每次服药均在饭后30分钟，每日1剂。

【功效】清热化痰，健脾宣肺。

【主治】小儿急性气管支气管炎（痰热壅肺证）。

【来源】成都中医药大学（学位论文），2019

❦·　三子温胆汤　·❦

【组成】枳实6克，茯苓10克，紫苏子9克，莱菔子9克，清半夏6克，白芥子9克，竹茹6克，陈皮6克，生甘草3克。

【用法】每日1剂，水煎分2次服。

【功效】理气止咳，燥湿化痰。

【主治】小儿急性气管支气管炎（痰湿蕴肺证）。

【来源】黑龙江中医药大学（学位论文），2019

❦·　泻白温胆汤　·❦

【组成】蜜桑白皮，地骨皮、茯苓、蜜百部、侧柏叶各10克，甘草3克，清半夏、陈皮、麸炒枳实、姜竹茹、桔梗各6克，炙甘草3克。

【用法】水煎服，1~3岁1/5剂，3~5岁1/4剂，5~10岁1/3剂，

10岁以上1/2剂，每日早、中、晚餐后半小时温服。

【功效】理气化痰，清胆和胃，通利三焦。

【主治】急性气管支气管炎（痰热壅肺证）。

【来源】黑龙江中医药大学（学位论文），2019

∾· 风咳方 ·∾

【组成】蜜麻黄5克，荆芥穗10克，紫菀10克，杏仁10克，炒紫苏子10克，款冬花5克，柴胡10克，黄芩10克，知母5克，浙贝母5克，炒牛蒡子10克，甘草10克。

【用法】水煎服，成人每次180毫升，儿童每次80毫升，每日2次，连续服用7日，每日1剂。

【功效】疏风，宣肺降气，止咳化痰。

【主治】急性气管支气管炎。

【来源】黑龙江中医药大学（学位论文），2011

∾· 双连止咳汤 ·∾

【组成】金银花30克，紫菀15克，黄芩15克，芦根15克，连翘20克，款冬花10克，杏仁10克，虎杖15克，半夏10克，桔梗10克，甘草10克，陈皮15克，茯苓20克。

【用法】每日1剂，水煎分2次服。

【功效】清肺止咳，化痰平喘。

【主治】急性气管支气管炎（风热犯肺证）。

【来源】广州中医药大学（学位论文），2016

∾· 通络平喘煎 ·∾

【组成】紫苏子15克，地龙15克，炙麻黄5克，杏仁5克，皂角刺5克，清半夏5克，桑白皮15克，陈皮15克，白前15克，前胡15克，葶苈子10克，白芍15克。

【用法】上药水煎服，1岁以内3日1剂，1~2岁2日1剂，每日3次口服。

【功效】通络解痉，化痰平喘。

【主治】儿童急性支气管炎（脾肺两虚证）。

【来源】长春中医药大学（学位论文），2013

普济宣肺消毒饮

【组成】连翘6克，蝉衣3克，炒僵蚕5克，姜黄5克，生麻黄4克，炒杏仁6克，甘草5克，生石膏10克，荆芥穗5克，金银花8克，胆南星5克，桔梗8克，栀子6克，淡豆豉5克。

【用法】每日1剂，水煎分2次服。

【功效】清透郁热，疏风散寒。

【主治】急性气管支气管炎（内有郁热，外感风寒证）。

【来源】北京中医药大学（学位论文），2013

麻杏石甘汤合止嗽散

【组成】麻黄10克，栀子10克，百部15克，紫菀15克，桔梗15克，陈皮15克，杏仁15克，石膏20克，黄芪15克，生甘草10克。

【用法】每日1剂，水煎服，每次100毫升，每日3次。

【功效】开宣肺气，解表祛邪。

【主治】急性支气管炎（风热犯肺证）。

【来源】成都中医药大学（学位论文），2015

·寒咳方·

【组成】桑叶10克，杏仁10克，炒枳壳10克，桔梗10克，前胡10克，甘草10克，紫苏子10克，陈皮10克。

【用法】每日1剂，水煎分2次服。

【功效】通肺下气，辛温散寒。

【主治】急性气管支气管炎（外邪初期，风邪为主）。

【来源】《张梦侬》

·湿咳方·

【组成】苍术6克，厚朴、陈皮、茯苓、法半夏各10克，桑叶10克，杏仁10克，炒枳壳10克，桔梗10克，前胡10克，甘草10克。

【用法】每日1剂，水煎分2次服。

【功效】通肺下气，辛温祛湿。

【主治】急性气管支气管炎（外邪初期，湿邪为主）。

【来源】《张梦侬》

·燥咳方·

【组成】沙参、贝母、瓜蒌皮、知母、陈皮各10克，苍术6克，厚朴、陈皮、茯苓、法半夏各10克，桑叶10克，杏仁10克，炒枳壳10克，桔梗10克，前胡10克，甘草10克。

【用法】每日1剂，水煎分2次服。

【功效】通肺下气，化痰生津润燥。

【主治】急性气管支气管炎（外邪初期，燥邪为主）。

【来源】《张梦侬》

瘀血咳方

【组成】紫菀、茜草、降香、鹿角霜各10克，桃仁6克，血竭5克，三七5克，桑叶10克，杏仁10克，炒枳壳10克，桔梗10克，前胡10克，甘草10克。

【用法】每日1剂，水煎分2次服。

【功效】通肺下气，消瘀活血。

【主治】急性气管支气管炎（外邪初期，瘀血为主）。

【来源】《张梦侬》

加味小苦辛汤

【组成】麻黄3~5克，杏仁6~10克，细辛1~3克，生石膏15~30克，黄芩15~30克，黄连1~6克，干姜1克，半夏5~10克，炙甘草10克。

【用法】每日1剂，水煎200~300毫升，分3~4次服，或少量多次频服。1个月为1个疗程。

【功效】辛开苦降，涤痰开闭。

【主治】急性儿童闭塞性细支气管炎（正虚气郁证）。

【来源】北京中医药大学（学位论文），2013

健脾清热化痰汤

【组成】知母、瓜蒌子、桑白皮、焦山楂、焦麦芽、焦神曲各6~10克，黄芩、浙贝母各3~10克，麻黄、桔梗、陈皮、法半夏各3~6克，甘草6克。

【用法】每日1剂，水煎分2次服。

【功效】清热化痰，健脾消积。

【主治】小儿急性支气管炎（痰热壅肺证）。

【来源】新中医，2020，52（11）

第二节 外用方

·止嗽方·

【组成】白芥子75克，白芷10克。

【用法】共研细末，加入少许蜂蜜拌匀成糊状，然后分成两半烤热后敷贴于风门穴上，早晚各换药1次。

【功效】疏风宣肺止咳。

【主治】急性气管支气管炎（风寒、风热外侵）。

【来源】《今日中医内科》

·咳喘灵散·

【组成】麻黄、杏仁、紫苏子、葶苈子、黄芩、白果、款冬花、川贝母、矮地茶、地龙、法半夏、桑白皮、竹沥各3克。

【用法】共研细末，消肿止痛液调合，消肿止痛贴湿贴大椎、膻中、定喘、肺俞等（任选2穴）。

【功效】宣肺平喘，化痰止咳。

【主治】急性气管支气管炎（寒热皆可）。

【来源】家庭中医药，2017，4（4）

第三章 慢性支气管炎

慢性支气管炎是临床常见病，属中医学"咳嗽""喘证"范畴，现代中医学将其命名为"久咳"。多发于冬春季，以老年人居多，且易反复发作。慢性支气管炎是由于感染或非感染因素引起气管、支气管黏膜及其周围组织的慢性非特异性炎症。其病理特点是支气管腺体增生、黏液分泌增多。临床表现为连续2年以上，每年持续3个月以上的咳嗽、咳痰或气喘等症状。早期症状轻微，多在冬季发作，春暖后缓解；晚期炎症加重，症状长年存在，不分季节。疾病进展又可并发慢性阻塞性肺气肿、肺动脉高压、肺源性心脏病，严重影响劳动力和健康。

除外慢性咳嗽的其他各种原因后，患者每年慢性咳嗽、咳痰3个月以上，并连续2年即可诊断为慢性支气管炎。慢性支气管炎分为迁延期和急性发作期，后者常由于急性感染的发生而使患者症状加重，是一种严重危害人民健康的常见病，尤以老年人多见。

中医学并无慢性支气管炎病名记载，根据本病的发病情况，可参考中医学中的"咳嗽""喘证""痰饮"等病范畴。中医学认为慢性支气管炎患者肺中素有痰滞，肺合皮毛，最易为外邪所伤，风寒束于肌表，则肺气不宣，上逆发为咳喘，气不布津液则津聚为痰，痰气内搏则咳逆喘息。故常见咳嗽痰多、胸闷、喘息、舌淡苔白腻、脉濡滑等。

第一节 内服方

加味玉屏风散

【组成】黄芪30克，白术（炒）15克，防风10克，苍耳子10克，白芷10克，辛夷15克，鱼腥草15克，连翘10克，金银花10克，黄芩10克，蒲公英15克，藿香12克，佩兰12克，甘草3克。

【用法】每日1剂，水煎分2次服。

【功效】扶正祛邪，清热解毒，芳香化湿。

【主治】慢性支气管炎（痰热证）。

【来源】《林求诚学术经验集》

苓桂术甘合二陈汤

【组成】桂枝3克，炒白术10克，茯苓10克，炙甘草2克，杏仁10克，法半夏10克，陈皮6克，炒紫苏子10克，炙白前6克，炒党参10克，海浮石12克，生姜5克。

【用法】每日1剂，水煎分2次服。

【功效】温肺脾，纳肾气，化痰饮。

【主治】慢性支气管炎（脾肾阳虚，痰湿蕴肺证）。

【来源】《周仲瑛》

厚朴麻黄汤

【组成】厚朴15克，麻黄12克，干姜6克，细辛3克，五味子15克，半夏15克，杏仁15克，生石膏15克，浮小麦30克，紫苏子10克，葶苈子8克，紫菀10克，桂枝10克，瓜蒌皮8克。

【用法】每日1剂，水煎分2次服。

【功效】宣肺解表，温化痰饮。

【主治】慢性支气管炎（痰湿内蕴证）。

【来源】湖北中医药大学（学位论文），2010

⚘· 疏风宣肺汤 ·⚘

【组成】前胡10克，桔梗10克，橘红5克，苦杏仁10克，浙贝母5克，薄荷5克，蝉蜕5克，忍冬藤15克，紫菀10克，百部10克，甘草3克。

【用法】每日1剂，水煎分2次服。

【功效】疏风宣肺，止咳化痰。

【主治】慢性支气管炎迁延期（风邪伏肺证）。

【来源】湖南中医药大学（学位论文），2017

⚘· 杏苏二陈汤 ·⚘

【组成】茯苓10克，桑白皮10克，麦冬10克，半夏8克，苦杏仁6克，桔梗6克，桂枝6克，甘草3克，紫苏梗10克，石菖蒲10克，前胡10克，陈皮6克，南沙参7克，生姜10克。

【用法】每日1剂，水煎分2次服。

【功效】清肺祛痰平喘。

【主治】慢性支气管炎（痰热壅肺证）。

【来源】亚太传统医药，2017，13（10）

⚘· 施今墨经验方3 ·⚘

【组成】炙百部5克，炙紫菀6克，云茯苓10克，炙白前5克，化橘红6克，云茯神10克，党参10克，白术10克，川贝母6克，北沙参6克，枇杷叶6克，炒杏仁6克，炙甘草3克，半夏曲10克，炒远志10克，南沙参6克。

【用法】每日1剂，水煎分2次服。

【功效】补肺健脾，养阴固本。

【主治】慢性气管支气管炎（肺脾两虚证）。

【来源】《施今墨》

❧·施今墨经验方4·❧

【组成】桑白皮5克，地骨皮5克，炙前胡5克，炙白前5克，葶苈子6克，桔梗6克，炙麻黄12克，西洋参5克，海浮石10克，杏仁6克，远志10克，炙甘草3克，紫菀5克，陈皮5克，桑叶5克，鲜白茅根15克。

【用法】每日1剂，水煎分2次服。

【功效】宣肺止咳，退热祛痰。

【主治】慢性气管支气管炎（邪热内郁证）。

【来源】《施今墨》

❧·解毒润肺清金汤·❧

【组成】金银花15克，鱼腥草15克，黄芩10克，知母15克，苇茎15克，沙参20克，麦冬20克，浙贝母10克，桔梗10克，枇杷叶10克，桃仁10克，陈皮9克，款冬花10克，杏仁6克。

【用法】每日1剂，水煎煮至200毫升，每日2次温服。

【功效】清热解毒，养阴润肺，化痰止咳平喘。

【主治】慢性支气管炎急性发作（阴津受损，燥热内盛证）。

【来源】中国中医药科技，2019，26（4）

·. 补肺化痰汤 .·

【组成】黄芪20克，人参20克，熟地黄15克，白术15克，茯苓15克，浙贝母15克，桑白皮10克，紫菀10克，当归10克，北沙参10克，麦冬15克，玉竹10克，百合10克，地龙10克。

【用法】水煎服，加水300毫升，留汁150毫升，每日分3次口服，每日1剂。

【功效】补肺化痰，益气祛湿。

【主治】慢性支气管炎（肺虚痰湿证）。

【来源】现代实用医学，2016，28（8）

·. 平肺汤 .·

【组成】党参15克，瓜蒌仁12克，款冬花15克，炒白术15克，浙贝母12克，紫菀10克，茯苓15克，桑白皮15克，桔梗10克，炙甘草10克，杏仁12克，法半夏10克，前胡10克，陈皮5克。

【用法】水煎服，每日1剂，将全部药材用清水浸泡半小时后换水煎煮，收集药汁后分早、晚2次服用，持续治疗10日。

【功效】止咳平喘，清热化痰，健脾益气。

【主治】慢性支气管炎（痰湿内蕴证）。

【来源】中西医结合心血管病杂志，2017，5（20）

·. 化痰止咳汤 .·

【组成】厚朴12克，杏仁10克，半夏10克，甘草6克，紫菀10克，桔梗10克，茯苓12克，浙贝母8克，紫苏子10克，陈皮10克，白前12克。

加减：肺气虚者加用黄芪、党参各20克，气虚者加五味子10克，阴虚者加麦冬、沙参各20克，脾肾两虚者加用紫苏子、防风各

15克。

【用法】每日1剂，水煎2次，饭后温服。7日为1个疗程，服用3个疗程。

【功效】活血化瘀，补益肺肾，平喘化痰。

【主治】慢性支气管炎（痰瘀闭阻，肺肾两虚证）。

【来源】中医学报，2016，31（220）

化浊宣肺方

【组成】麻黄6克，苦杏仁10克，浙贝母12克，桔梗15克，金荞麦20克，瓜蒌15克，法半夏15克，橘红15克，紫苏子10克，桃仁10克，红花10克，白芍10克，黄芪20克，甘草6克。

【用法】每日1剂，水煎分2次服。

【功效】化痰止咳，活血行气，宣肺平喘。

【主治】慢性支气管炎急性发作（风寒袭肺，痰瘀互结证）。

【来源】中国实验方剂学杂志，2014，20（5）

加味五拗汤

【组成】桔梗20克，瓜蒌、枳壳、茯苓各15克，炙麻黄9克，去尖杏仁7.5克，荆芥15克，甘草15克。

【用法】每日1剂，水煎分2次服。

【功效】化痰止咳，活血行气，宣肺平喘。

【主治】慢性支气管炎急性发作（痰浊壅肺证）。

【来源】中国民间疗法，2019，27（2）

金水两滋汤

【组成】麦冬20克，天冬15克，桔梗10克，甘草9克，茯苓15克，熟地黄20克，山药20克，肉桂6克，紫菀10克，白芥子10克，焦三仙30克，砂仁10克，黄芪15克，鱼腥草10克，荆芥10克。

【用法】每日1剂，水煎至300毫升，早、晚分2次服用，每次150毫升。

【功效】金水两滋，调补肺肾，化痰止咳。

【主治】慢性支气管炎急性发作（风寒袭肺，气滞血瘀，肺肾两虚证）。

【来源】世界中西医结合杂志，2015，10（1）

清肺化痰汤

【组成】炙麻绒、白芥子、苦杏仁各10克，炒莱菔子15克，石膏20克，浙贝母15克，桔梗15克，紫苏子15克，炙桑白皮10克，炙甘草10克，枇杷叶15克，炙紫菀15克。

【用法】每日1剂，水煎服，每次150毫升，每日3次，3餐后半小时温服，连服10日。

【功效】清热化痰，止咳平喘。

【主治】慢性支气管炎急性发作（痰热郁肺证）。

【来源】云南中医学院（学位论文），2018年

射干麻黄汤

【组成】射干9克，紫菀9克，法半夏9克，细辛3克，麻黄12克，款冬花9克，五味子10克，生姜12克，大枣7枚。

【用法】水煎分3次服，每日1剂。

【功效】散寒宣肺，降逆平喘，化痰止咳。

【主治】慢性支气管炎急性发作（风寒袭肺，肺气失宣证）。

【来源】辽宁中医杂志，2017，44（3）

ᴖ · 温肺化痰汤 · ᴖ

【组成】麻黄、半夏各9克，桂枝、干姜、莱菔子各6克，紫菀10克，款冬花12克，细辛3克，五味子、白芥子各5克。

加减：痰黄稠多者加黄芩6克，鲜芦根30克。

【用法】每日1剂，水煎分2次服。

【功效】温肺化痰，平喘益气。

【主治】慢性喘息性支气管炎急性发作期（肺气郁闭，脾胃虚弱证）。

【来源】陕西中医，2017，58（5）

ᴖ · 小青龙汤加味 · ᴖ

【组成】炙麻黄10克，桂枝10克，白芍10克，半夏10克，细辛3克，五味子10克，甘草10克，干姜2.5克，陈皮15克，厚朴5克。

【用法】每日1剂，水煎分2次服。

【功效】解表散寒，温肺化饮。

【主治】慢性支气管炎急性发作（寒饮伏肺证）。

【来源】吉林中医药，2002，22（3）

ᴖ · 宣白承气汤 · ᴖ

【组成】生石膏30克（另包先煎），生大黄9克，桑白皮20克，瓜蒌皮12克，鱼腥草20克，杏仁10克。

加减：伴发热者加金银花30克，连翘15克；便秘者生大黄增至15克，瓜蒌皮加至30克；咳嗽甚者加紫菀12克。

【用法】每日1剂，水煎分2次服，儿童及老年体弱者用量酌减。

【功效】宣肺通腑，脏腑同治。

【主治】慢性支气管炎急性发作（痰热阻肺，热结于腑证）。

【来源】长春中医药大学学报，2007，23（4）

·宣肺涤痰饮·

【组成】炙麻黄10克，射干9克，枳壳10克，桔梗10克，桑叶9克，黄芩10克，浙贝10克，鱼腥草15克，当归15克，炙甘草10克。

【用法】每日1剂，水煎分2次服。

【功效】宣肺化痰。

【主治】慢性支气管炎急性发作（邪气侵肺，痰饮内伏证）。

【来源】湖北中医药大学（学位论文），2015

·止咳化痰方·

【组成】半夏10克，陈皮12克，白术10克，茯苓15克，黄芪30克，黄芩12克，桑白皮12克，桔梗15克，杏仁10克，枇杷叶10克，丹参15克，甘草10克。

【用法】水煎服，每日1剂，水煎2遍共取汁200毫升，分早、晚2次温服，疗程2周。

【功效】补肺健脾化痰，祛瘀平喘止咳。

【主治】慢性支气管炎急性发作（痰湿壅肺证）。

【来源】中国中医药科技，2019，26（3）

·温肺煎·

【组成】生麻黄10克，细辛3克，法半夏10克，紫菀10克，款冬花10克，生姜3片，矮地茶20克，杏仁10克，桔梗15克，青皮15克，陈皮15克。

【**用法**】水煎服，每日1剂，水煎2遍共取汁200毫升，分早、晚2次温服，疗程2周。

【**功效**】温肺散寒，止咳化痰。

【**主治**】慢性支气管炎急性发作（肺气郁闭，气阳虚弱证）。

【**来源**】中国民族民间医药，2016，25（22）

❧ · 经验方1 · ❧

【**组成**】法半夏15克，化橘红15克，茯苓9克，炙甘草5克，麻黄、杏仁、桂枝、白芍各10克，细辛2克，干姜8克，五味子10克。

【**用法**】每日1剂，水煎分2次服。

【**功效**】宣肺止咳，温里祛痰。

【**主治**】慢性气管支气管炎急性发作（寒痰壅肺证）。

【**来源**】《慢性支气管炎中医独特疗法》

❧ · 经验方2 · ❧

【**组成**】法半夏15克，化橘红15克，茯苓9克，炙甘草5克，麻黄10克，杏仁10克，石膏15克，鱼腥草10克，瓜蒌10克，桔梗10克。

【**用法**】每日1剂，水煎分2次服。

【**功效**】宣肺止咳，退热祛痰。

【**主治**】慢性气管支气管炎急性发作（痰热壅肺证）。

【**来源**】《慢性支气管炎中医独特疗法》

❧ · 经验方3 · ❧

【**组成**】法半夏15克，化橘红15克，茯苓9克，炙甘草5克，党参、白术、山药、桂枝、厚朴、炒白芥子各10克。

【用法】每日1剂，水煎分2次服。

【功效】补脾益肺，止咳祛痰。

【主治】慢性气管支气管炎（肺脾两虚证）。

【来源】《慢性支气管炎中医独特疗法》

经验方4

【组成】太子参30克，酒女贞子15克，黄芩10克，桑白皮10克，生白术30克，款冬花10克，茯苓30克，浙贝母10克，生黄芪15克，补骨脂12克，桑寄生30克，白芍10克，生甘草5克，地龙10克。

【用法】每日1剂，水煎分2次服。

【功效】补气健脾，化痰止咳清热。

【主治】慢性气管支气管炎（肺脾肾气不足，痰郁化热证）。

【来源】《国医大师验案良方·肺系卷》

第二节　外用方

麻桂苏辛汤

【组成】麻黄、桂枝、苏叶、细辛各10克。

【用法】将诸药择净，放入药罐中，加清水适量，浸泡5~10分钟后水煎取汁，放入浴盆中，待温时足浴。每次15~30分钟，每日2次，每日1剂，连续足浴3~5日。

【功效】温经通络止咳。

【主治】慢性支气管炎（寒证）。

【来源】家庭医药，2020，1（1）

∽・脐疗方1・∽

【组成】罂粟壳30克，五味子30克，蜂蜜适量。

【用法】将前两味药研为细末，入瓶密封备用。用时取药末30克与蜂蜜调合均匀，捣如膏状，贴肚脐上。外以纱布盖上，再以胶布贴紧固定。2~3天换药1次，至病愈停药。

【功效】敛肺止咳。

【主治】慢性支气管炎（久咳不愈）。

【来源】《慢性支气管炎用药与食疗》

∽・脐疗方2・∽

【组成】鱼腥草15克，青黛10克，蛤壳10克，葱白3根，冰片0.3克。

【用法】将前3味药研碎为末，取葱白、冰片与药末捣烂如糊状。用时先以75%乙醇消毒脐部，然后取药糊涂于肚脐内，盖以纱布，胶布固定，每日换药1次，10日为1个疗程。

【功效】清肺化痰止咳。

【主治】慢性支气管炎（痰热证）。

【来源】《慢性支气管炎调养》

∽・脐疗方3・∽

【组成】麻黄120克，胡椒40粒，老姜30克，生白矾60克。

【用法】上药研为细末，用白酒调成糊状，温热。分作两份，一份贴足心涌泉穴，男左女右，另一份贴背心。

【功效】清肺化痰止咳。

【主治】慢性支气管炎（痰热证）。

【来源】《慢性支气管炎中医独特疗法》

·❦· 药枕方 ·❦·

【组成】藿香300克，羌活200克，防风200克，细辛100克，麻黄100克，桂枝100克，石菖蒲100克。

【用法】上药快速烘干，共研成粗末，和匀，装入枕芯，制成药枕，患者侧卧枕之。

【功效】宣肺止咳。

【主治】慢性支气管炎（风寒、痰湿证）。

【来源】《慢性支气管炎中医独特疗法》

·❦· 药浴方 ·❦·

【组成】大叶桉2500克。

【用法】加水煎汤去渣备用，熏洗全身。

【功效】清热宣肺化痰。

【主治】慢性支气管炎（风热、痰热证）。

【来源】《慢性支气管炎中医独特疗法》

·❦· 白凤仙元胡方 ·❦·

【组成】白凤仙花全草1株，延胡索15克，杏仁30克，诃子20克，白果25克，川椒25克。

【用法】以上8味加水适量，煎汤，去渣备用。熏洗胸前部，如能找准肺俞穴、云门穴、中腑穴，对其进行熏洗刺激，则效果更显，见效也快。

【功效】散寒除湿，止咳平喘。

【主治】慢性支气管炎（寒证）。

【来源】《慢性支气管炎》

∾ · 贴敷方 · ∾

【组成】白芥子、细辛、甘遂、延胡索、制半夏、熟附子。

【用法】以上药物，按照3：3：1：1：1：1比例配伍，共研成粉末，把鲜生姜洗净榨成姜汁（现用现榨），后把药末、姜汁按照一定比例（每10克药末加入12毫升姜汁）调合，加入适量云香精、浆糊搅拌均匀后捏成丸状，制成2克左右的药饼。在三伏天按照"①初伏：定喘（双）、肺俞（双）、肾俞（双）；②中伏：大椎、膏肓（双）、脾俞（双）；③末伏：定喘（双）、肺俞（双）、肾俞（双）等"顺序取穴，用胶布固定在穴位上，成人贴敷4~6小时。每伏贴敷1次，共3次为1个疗程。贴敷期间禁食生冷、煎炸油腻、辛辣食物及易致发脓的食物。

【功效】祛风散寒，解表化痰平喘，补肺健脾益肾。

【主治】慢性支气管炎缓解期。

【来源】内蒙古中医药，2013，32（8）

第四章　慢性阻塞性肺疾病

慢性阻塞性肺疾病，简称慢阻肺，是以气流持续受限为特征的可以预防和治疗的疾病，其气流受限多呈进行性发展，与气道和肺组织对香烟烟雾等有害气体或有害颗粒的异常慢性炎症有关。肺功能检查对确定气流受限有重要意义。在吸入支气管扩张剂后，第1秒用力呼气量（FEV$_1$）/用力肺活量（FVC）<0.7表明存在持续气流受限。

中医学认为，本病多因久病肺虚，痰浊潴留，而致肺不敛降，气还肺间，肺气胀满，每因反复外感诱使病情发作或加剧。慢阻肺常见中医证型为：痰浊阻肺证、痰热郁肺证、痰蒙神窍证、阳虚水泛证、肺肾气虚证。可参考中医学"喘证""肺胀"等治疗。

第一节　内服方

～· 健脾益肺口服液 ·～

【组成】党参9克，白术9克，茯苓10克，山药10克，白扁豆10克，鸡内金9克，黄精10克，黄芪15克，丹参15克，陈皮6克，防风3克。

【用法】每次1支，每日3次。

【功效】健脾益气。

【主治】慢阻肺（肺脾气虚证）。

【来源】南京中医药大学（学位论文），2012年

～・ 参芪补肺方 ・～

【组成】党参20克，黄芪20克，熟地黄15克，补骨脂15克，淫羊藿15克，黄精15克，川芎15克，丹参15克，五味子15克，紫菀15克，款冬花15克，紫苏子15克，半夏10克，地龙10克，甘草5克。

【用法】每日1剂，水煎分2次服。

【功效】益气补虚，祛痰化瘀。

【主治】慢阻肺（肺肾气虚兼血瘀证）。

【来源】黑龙江中医药大学（学位论文），2017年

～・ 固本养肺活血方 ・～

【组成】红花6克，白术、山药、黄芪、沙参、太子参、黄精、甘草、五味子、川芎、桃仁各10克，茯苓、赤芍、丹参、麦冬、当归、山茱萸各15克，陈皮、淫羊藿各8克，补骨脂20克。

【用法】水煎至约300毫升，每剂分成3份，每日1剂。

【功效】扶正祛邪，宣肺降气，健脾化痰。

【主治】慢阻肺稳定期。

【来源】黑龙江中医药，2019（2）

～・ 都气饮加味 ・～

【组成】熟地黄24克，干山药、山茱萸各20克，五味子6克，茯苓（去皮）、牡丹皮、泽泻各9克。

【用法】每日1剂，水煎取汁300毫升，每日3次，每次100毫升。

【功效】益气补阴，补肾纳气。

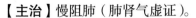

【主治】慢阻肺（肺肾气虚证）。

【来源】实用中西医结合临床，2020，20（2）

ᕦ·补肺益肾汤·ᕤ

【组成】党参30克，生黄芪30克，麦冬15克，五味子10克，紫菀10克，款冬花10克，百合15克，熟地黄30克，核桃仁15克，紫苏子10克，红景天15克，磁石30克。

加减：自汗者加浮小麦30克；肢冷唇紫者加肉桂6克，红花10克；下肢浮肿者加茯苓15克，泽泻15克，桑白皮30克。

【用法】每日1剂，水煎分早、晚2次口服，4周为1个疗程。

【功效】补肺益肾，纳气平喘。

【主治】慢阻肺（肺肾气虚证）。

【来源】中国医药指南，2014（1）

ᕦ·祛痰利肺汤·ᕤ

【组成】白芥子20克，紫苏子30克，莱菔子30克，桃仁10克，苦杏仁10克，麻黄10克，枳壳12克，厚朴12克，甘草6克。

【用法】每日1剂，水煎分2次服。

【功效】祛痰利肺。

【主治】慢阻肺。

【来源】世界中西医结合杂志，2020，15（3）

ᕦ·清肺宽胸理气汤·ᕤ

【组成】冬瓜仁30克，半夏、全瓜蒌各15克，麻黄、杏仁、薤白、橘红、茯苓、桃仁、地龙、陈皮各10克，杏仁、甘草各6克。

【用法】每日1剂，分2次煎制，分别取150毫升，混合均匀后早、晚分服，持续治疗2周。

【功效】清肺祛痰，宽胸理气。

【主治】慢阻肺急性加重期。

【来源】中国现代医学杂志，2020，30（2）

☙· 参苓白术散合归脾汤 ·❧

【组成】党参20克，茯苓20克，白术20克，陈皮10克，山药10克，砂仁10克（打碎），薏苡仁10克，炙甘草9克，酸枣仁10克，远志10克，当归10克。

【用法】每日1剂，水煎分2次服。

【功效】化湿行气，益气安神

【主治】慢阻肺稳定期（肺脾气虚证）

【来源】内蒙古中医药，2020，39（2）

☙· 《千金》苇茎汤 ·❧

【组成】苇茎30克，桃仁15克，冬瓜仁15克，薏苡仁20克。

加减：肺热者加沙参、玉竹、麦冬、百合；热伤者加生三七、牡丹皮、白茅根、白及；咳痰脓浊者加瓜蒌、葶苈子、桑白皮、土贝母；热毒者加连翘、鱼腥草、黄芩、金银花。

【用法】每日1剂，水煎分2次服。

【功效】清热解毒，祛痰止咳。

【主治】慢阻肺急性期。

【来源】全科口腔医学电子杂志，2019，6（8）

☙· 补肺益气汤加减 ·❧

【组成】黄芪20克，丹参15克，补骨脂15克，百部10克，紫

菀10克，桑白皮10克，党参10克，川芎10克。

【用法】每日1剂，水煎分2次服。

【功效】补中益气，化痰消瘀，温阳补虚。

【主治】慢阻肺稳定期（肺脾气虚证）。

【来源】临床医药文献电子杂志，2019，6（46）

ᕙ· 平喘止咳汤 ·ᕗ

【组成】桔梗、紫菀、橘红、百部各15克，紫苏子、莱菔子、白芥子各12克，麻黄、射干、白前各10克，炙甘草8克。

【用法】每日1剂，水煎分2次服。

【功效】燥湿化痰，止咳平喘。

【主治】慢阻肺急性发作期。

【来源】世界中医药，2019，14（9）

ᕙ· 桂枝加厚朴杏子汤合玉屏风散 ·ᕗ

【组成】白术12克，生姜6克，大枣6克，黄芪20克，防风12克，白芍10克，杏仁12克，厚朴12克，桂枝10克。

【用法】每日1剂，水煎分2次服。

【功效】化痰平喘，益气固表。

【主治】慢阻肺缓解期。

【来源】中西医结合心血管病电子杂志，2019，7（23）

ᕙ· 补气健脾化痰方 ·ᕗ

【组成】党参15克，黄芪15克，炒白术10克，陈皮6克，茯苓15克，蜜甘草5克，清半夏10克，防风10克，桂枝6克，当归10克，桔梗10克，神曲12克，连翘15克。

【用法】每日1剂，水煎分2次服。

【功效】补气健脾化痰。

【主治】慢阻肺稳定期（肺脾气虚兼痰浊证）。

【来源】福建中医药，2019，50（6）

·宣肺平喘方·

【组成】炙麻黄12克，杏仁10克，葶苈子20克，陈皮10克，半夏10克，枳壳12克，厚朴12克，紫苏子10克，茯苓12克，炙百部20克，炒白术15克，生甘草12克。

【用法】每日1剂，水煎分2次服。

【功效】燥湿化痰，宁咳定喘。

【主治】慢阻肺急性加重期（痰湿阻肺证）。

【来源】世界中西医结合杂志，2019，14（11）

·参蛤补肺汤·

【组成】五味子9克，款冬花9克，熟地黄15克，桑白皮18克，黄芪30克，党参30克，蛤蚧粉3克。

【用法】每日1剂，水煎分2次服。

【功效】止咳平喘，化痰润肺，补肾纳气。

【主治】慢阻肺稳定期（肺气亏虚证）。

【来源】首都食品与医药，2019，26（7）

·益肺健脾汤·

【组成】黄芪20克，白术、当归、陈皮、党参、升麻、紫菀各10克，柴胡、桔梗、甘草各6克，川贝母5克。

【用法】每日1剂，水煎分2次服。

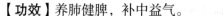

【功效】养肺健脾，补中益气。

【主治】慢阻肺稳定期（肺脾两虚证）。

【来源】光明中医，2019，34（15）

❀·止咳平喘十二味合剂·❀

【组成】炙麻黄、杏仁各10克，生甘草6克，枳壳15克，三叶青、广地龙各10克，黄芩15克，桑白皮、羊乳各20克，紫苏子15克，白芥子10克，莱菔子20克。

【用法】每日1剂，水煎分2次服。

【功效】清热宣肺化痰，止咳降逆平喘。

【主治】慢阻肺急性发作合并哮喘（痰热壅肺证）。

【来源】浙江中西医结合杂志，2019，29（9）

❀·益气活血化痰方·❀

【组成】黄芪30克，党参20克，川芎、茯苓、白术、丹参、杏仁、桑白皮、补骨脂、法半夏各15克，陈皮、桔梗各10克，甘草6克。

【用法】每日1剂，水煎分2次服。

【功效】温脾平喘，止咳化痰，益气宣肺，活血化瘀。

【主治】慢阻肺急性加重期（并发呼吸衰竭）。

【来源】当代医药论丛，2019，17（14）

❀·扶正消阻方·❀

【组成】黄芪20克，熟地黄20克，白术20克，黄精20克，党参15克，茯苓15克，补骨脂15克，紫苏子15克，白果15克，陈皮15克，法半夏10克，防风10克，桑白皮10克，地龙10克，当归12克，川芎12克，桃仁12克，甘草6克。

【用法】每日1剂，水煎分2次服。

【功效】益气固本，理气化瘀，祛痰降浊。

【主治】慢阻肺稳定期。

【来源】中国中医药科技，2019，26（5）

第二节　外用方

～・止咳平喘贴・～

【组成】党参、黄芪、白术、丹参、当归、川芎、赤芍、红花、附片、肉桂、细辛、川贝母、白芥子、洋金花、陈皮、桔梗。

【用法】上药各等份，采用中医传统的膏药制法，将上药做成多个直径为3厘米大小的贴膏。密封后放于阴凉处备用，用时以文火将贴膏熏至软绵状，取麝香末少许，放于膏药的中央，再贴敷于穴位上。选穴：定喘、膻中、肺俞、大椎、心俞、肾俞。每次选2~4个穴位贴，每次贴5~7天，3~4次为1个疗程，每年的4~5月和9~10月进行贴敷。

【功效】扶正培元，顺气化痰。

【主治】慢阻肺（肺肾气虚证）。

【来源】《咳喘独特秘方绝招》

～・贴敷方・～

【组成】人参2克，蛤蚧2克，五味子1克，麝香0.12克。

【用法】将上4味药研为细末，直接填敷脐部；或用人乳汁调成糊状敷脐，外以胶布固定。每3~5日换药1次，每日用热水袋熨敷15~30分钟。

【功效】补肺纳气，止咳平喘。

【主治】慢阻肺（气虚证）。

【来源】《呼吸科专病中医临床诊治》

❧·　小茴香枳壳散　·❧

【组成】小茴香300克，枳壳150克。

【用法】上药粉碎成粗粉装入15厘米×12厘米布袋中，用微波炉加热至60~70℃，再放入外层小布袋中扎口，在腹部皮肤涂少许凡士林，将布袋放于患者腹部沿下脘、神阙、左右天枢、左右外陵、气海等穴来回推熨，每次时间为20~30分钟，每日2次，热熨1周为1疗程。

【功效】肃肺平喘，祛痰止咳，理气通腹。

【主治】慢阻肺（气虚合并便秘）。

【来源】实用临床护理学电子杂志，2018，3（31）

❧·　温胃止咳化痰方　·❧

【组成】吴茱萸15克，肉桂30克，丁香15克，冰片1克。

【用法】将上药共研成粉末，装入有色瓶中密封备用。北方患者于白露节气后，南方患者于寒露节气后，取药粉适量填入脐中，以脐满为度，外用胶布或伤湿止痛膏贴封。2~3日换药1次，10次为1个疗程。每疗程之间间隔5~7日，连贴4~6个疗程，直至次年春暖花开时。

【功效】宣肺化痰，健脾温胃。

【主治】慢阻肺（痰湿蕴肺证）

【来源】《呼吸科专病中医临床诊治》

第五章　支气管哮喘

　　支气管哮喘是一种发作性的痰、喘、咳疾患，发时喉中有水鸡（哮鸣）声，呼吸气促困难，甚至不能平卧。支气管哮喘为常见的呼吸系统过敏性疾病，由各种因素引起气管敏感性增高，小支气管平滑肌收缩，黏膜水肿，黏液分泌亢进，导致气道痉挛、狭窄，呈发作性的呼气性呼吸困难，并伴有哮鸣音。慢性气道炎症、气道高反应性以及气道重塑是其病理生理特点

　　支气管哮喘的临床特点如下：①反复发作喘息、气急，伴或不伴胸闷、咳嗽，夜间及晨间多发；②发作时双肺可闻及散在或弥漫性哮鸣音，呼气相延长；③上述症状和体征可经治疗缓解或自行缓解。

　　本病属于中医学"哮病""喘证""伏饮"等范畴。多因脏腑阴阳失调，肺、脾、肾对津液的运化失常，聚而生痰。正如《症因脉治·哮病》所说："（哮病之因）痰饮留伏，结成窠臼，潜伏于内，偶有七情之犯，饮食之伤，或外有时令之风寒，束其肌表，则哮喘之症作矣。"支气管哮喘常见中医证型为：寒哮、热哮、实哮、虚哮。

第一节　内服方

·周仲瑛经验方1·

【组成】蜜炙麻黄6克，桂枝6克，细辛3克，干姜3克，法半

夏10克，白前10克，杏仁10克，陈皮10克，紫菀10克，款冬花10克，紫苏子10克，炙甘草3克。

【用法】每日1剂，水煎分2次服。

【功效】温肺散寒，化痰平喘。

【主治】支气管哮喘（寒哮）。

【来源】《周仲瑛》

❧ · 周仲瑛经验方2 · ❧

【组成】蜜炙麻黄6克，炒黄芩10克，知母10克，桑白皮15克，杏仁6克，法半夏10克，海浮石15克，芦根10克，射干10克，地龙8克，南沙参15克。

【用法】每日1剂，水煎分2次服。

【功效】清热宣肺，化痰平喘。

【主治】支气管哮喘（热哮）。

【来源】《周仲瑛》

❧ · 周仲瑛经验方3 · ❧

【组成】黄芪15克，白术15克，防风10克，辛夷花15克，白芷15克，苍耳子10克。

【用法】每日1剂，水煎分2次服。

【功效】益气固表，祛风抗敏。

【主治】支气管哮喘（基础方）。

【来源】《周仲瑛》

❧ · 周仲瑛经验方4 · ❧

【组成】黄芪15克，白术15克，防风10克，辛夷花15克，白芷15克，苍耳子10克，桂枝10克，生姜5克，葶苈子10克，知母10克，鱼腥草10克，射干10克。

【用法】每日1剂，水煎分2次服。

【功效】益气固表，祛风抗敏，泻肺平喘。

【主治】支气管哮喘急性期。

【来源】《周仲瑛》

·周仲瑛经验方5·

【组成】黄芪15克，白术15克，防风10克，辛夷花15克，白芷15克，苍耳子10克，制附子10克（先煎），鹿角片5克，补骨脂10克，沙参10克，麦冬10克，生地黄10克，当归10克，苍术10克，厚朴10克，茯苓10克。

【用法】每日1剂，水煎分2次服。

【功效】益气固表，祛风抗敏，强心利水。

【主治】支气管哮喘缓解期。

【来源】《周仲瑛》

·防风参百散·

【组成】防风10克，南沙参10克，百部10克，麦冬15克，蝉蜕6克，射干10克，紫菀10克，桑叶10克，杏仁10克，桔梗10克，桑白皮10克，浙贝母10克，化橘红6克，甘草3克。

【用法】每日1剂，水煎分2次服。

【功效】祛风润燥，清肺止咳。

【主治】咳嗽变异性哮喘（风燥犯肺证）。

【来源】湖南中医杂志，2019，35（4）

❧· 健肾固本平喘汤 ·❧

【组成】黄芪10克，紫苏子10克，防风10克，五味子10克，地龙10克，当归10克，丹参15克，杏仁15克，白芍15克，巴戟天15克，补骨脂15克，白芥子15克，茯苓15克，炙麻黄20克，党参20克。

【用法】每日1剂，水煎分2次服。

【功效】固本补肺强肾，清热化痰平喘。

【主治】支气管哮喘（痰湿证）。

【来源】浙江中医杂志，2019，54（4）

❧· 祛风解痉方 ·❧

【组成】蜜麻黄9克，苦杏仁10克，防风9克，地龙12克，蝉蜕10克，北柴胡9克，苍耳子6克，乌梅6克，陈皮12克，法半夏9克，茯苓12克，甘草6克。

【用法】每日1剂，水煎分2次服。

【功效】祛风解痉。

【主治】支气管哮喘急性发作（风盛痰阻，气道挛急型）。

【来源】中医杂志，2018，59（24）

❧· 益气通络方 ·❧

【组成】太子参、生白术、云茯苓、白芍、当归尾各10克，五味子、桔梗、橘络、陈皮各6克，黄芩15克，甘草3克。

【用法】每日1剂，水煎分2次服。

【功效】补益肺脾，宣通肺络。

【主治】支气管哮喘（肺虚络痹证）。

【来源】浙江中医杂志，2019，54（1）

❧·猪苓汤加味·❧

【组成】西洋参15克，川贝母15克，胆南星15克，半夏15克，车前子15克，化橘红5克，人参20克，蛤壳20克，薏苡仁30克，甘草5克。

【用法】每日1剂，水煎分2次服。

【功效】清热宣肺，化痰平喘。

【主治】支气管哮喘（温邪夹饮证）。

【来源】《何炎燊》

❧·麻杏韦茶汤·❧

【组成】麻黄6克，苦杏仁9克，甘草3克，黄芩9克，石韦15克，诃子6克，绿茶3克（后下），钩藤9克（后下），地龙9克。

【用法】水煎服，代茶饮，不拘次数，每日1剂。

【功效】清热化痰，平喘通络。

【主治】支气管哮喘（热痰蕴聚肺络，阻塞气道型）。

【来源】《何炎燊》

❧·人参胡桃汤合蛤蚧散·❧

【组成】人参50克，核桃仁60克，蛤蚧2对，炒紫苏子30克，白果（炒黄）50克，甜杏仁50克，川贝母50克，半夏50克，麻黄50克。

【用法】诸药共为细末。另取紫河车1具，洗净，蒸熟，晒干（或文火焙干），为末，与诸药和匀，炼蜜为小丸，每服6~8克，早、晚各1次。

【功效】宣肺祛痰，补肾平喘。

【主治】支气管哮喘缓解期（肾不纳气证）。

【来源】《济生方》及《卫生宝鉴》

⁓· 苓桂术甘汤合麻黄汤 ·⁓

【组成】麻黄、桂枝、桔梗、炙甘草各6克，杏仁、白术、茯苓、陈皮、前胡各10克，姜皮2.5克。

【用法】水煎服，每日3次，温服，每日1剂。

【功效】辛温宣肺，利湿健脾。

【主治】支气管哮喘（咳喘肿胀）。

【来源】《张梦侬》

⁓· 张梦侬经验方2 ·⁓

【组成】麻黄、桂枝、杏仁、法半夏、炒白芍、炙甘草、紫菀、款冬花各10克，干姜6克，五味子3克，细辛1.8克。

【用法】每日1剂，水煎分2次服。

【功效】散寒涤饮，降逆定喘。

【主治】支气管哮喘（寒邪夹水饮喘）。

【来源】《张梦侬》

⁓· 张梦侬经验方3 ·⁓

【组成】生石膏粉15克，麻黄、桔梗、甘草、杏仁、款冬花、紫菀、前胡、炒枳壳、瓜蒌皮各10克。

【用法】水煎服，每日3次，温服，每日1剂。

【功效】辛凉宣散，降气平喘，清热化痰。

【主治】支气管哮喘（热喘）。

【来源】《张梦侬》

❧·**张梦侬经验方4**·❧

【组成】炒莱菔子60克，葶苈子30克。

【用法】每日1剂，水煎3沸，分7次服，每隔2小时1次，少少与服。

【功效】下气化痰，开胸利膈。

【主治】支气管哮喘（痰喘）。

【来源】《张梦侬》

❧·**张梦侬经验方5**·❧

【组成】白石英粉30克，青黛拌蛤粉15克，北沙参、煅牡蛎粉各25克，川贝母、炙紫菀、款冬花、法半夏、远志肉、茯神、冬瓜子各10克。

【用法】每日1剂，水煎分3次服。加用西洋参15克另炖汤兑入药汁中。

【功效】补肺益气，益阴和阳，潜镇摄纳，化痰涤饮。

【主治】支气管哮喘（肺虚喘证）。

【来源】《张梦侬》

❧·**张梦侬经验方6**·❧

【组成】全蛤蚧1对（酥炙），红参、川贝母、炒知母、桑白皮、桔梗、前胡、款冬花、苦杏仁、甘草、茯苓、广陈皮、党参、北沙参各60克，姜半夏30克。

【用法】上药除蛤蚧酥炙令枯外，余药共炒焦，合研极细末。发病时，每次服3克，每日服3次，开水送下。不发病时，每次服1.5克，每日饭前服2次，症状控制后，可停药观察。

【功效】补肺滋肾，益气生精，止咳定喘。

【主治】支气管哮喘（肺肾俱虚喘证）。

【来源】《张梦侬》

·朱良春经验方1·

【组成】炙麻黄6克，甜杏仁15克，黄芩6克，金荞麦30克，贝母10克，南天竹子10克，炙枇杷叶10克，葶苈子15克，降香8克，薤白9克，地龙10克，甘草5克。

【用法】每日1剂，水煎分2次服。

【功效】化痰湿，平咳喘，清肺热。

【主治】支气管哮喘（肺脾肾虚为本，痰湿蕴肺化热、肺失肃降为标）。

【来源】江苏中医药，2014，46（11）

·朱良春经验方2·

【组成】炙麻黄4克，甜杏仁10克，炙紫菀10克，款冬花10克，黄荆子15克，白果7枚，钟乳石10克，核桃仁10克，甘松6克。

【用法】每日1剂，水煎分2次服。

【功效】平喘降气，止咳化痰，兼以补益肺肾。

【主治】支气管哮喘（肺肾两虚，肺失宣降，肾不纳气证）。

【来源】江苏中医药，2014，46（11）

·定喘散·

【组成】红参15克，蛤蚧1对，北沙参、五味子各15克，麦冬、化橘红各9克，紫河车20克。

【用法】上药共研极细末，每服1.5克，日服1~2次。

【功效】补肺气，助肾阳，定喘咳。

【主治】支气管哮喘缓解期（肺肾阳虚基础方）。

【来源】江苏中医药，2014，46（11）

扶正涤痰解痉汤

【组成】柴胡15克，荆芥15克，菟丝子15克，西洋参15克，茯苓15克，黄芩，炙麻黄10克，半夏10克，胆南星12克，地龙15克，金银花25克，葶苈子15克，橘红15克，炙甘草10克，紫苏子15克。

【用法】每日1剂，水煎分2次服。

【功效】扶正祛邪，涤痰平喘。

【主治】支气管哮喘（寒邪入里与宿痰蕴结，蕴而化热，痰热壅阻肺道）。

【来源】中医临床研究，2015，7（22）

三拗汤合止嗽散

【组成】麻黄10克，杏仁10克，甘草10克，百部10克，紫菀10克，桔梗5克，荆芥10克，陈皮10克，半夏15克，茯苓20克，僵蚕10克，白芥子10克。

【用法】每日1剂，水煎分2次服。

【功效】祛风解痉

【主治】支气管哮喘急性发作期（外感风寒证）。

【来源】四川中医，2015，33（4）

温阳益气化痰平喘方

【组成】淫羊藿15克，附子10克（先煎），黄芪10克，太子参10克，款冬花12克，清半夏10克，五味子10克，炙麻黄10克。

【用法】每日1剂，水煎分2次服。

【功效】温阳益气，化痰平喘。

【主治】支气管哮喘慢性持续期（痰阻气道，肺失肃降证）。

【来源】中国中医急症，2014，23（24）

养阴活血通络汤

【组成】南沙参15克，天冬15克，白芍15克，紫苏子15克，杏仁9克，桃仁9克，半夏9克，地龙9克，当归9克，橘络6克，白果6克，桔梗6克，枳壳9克，甘草6克。

【用法】每日1剂，水煎分2次服。

【功效】养阴活血，通络平喘。

【主治】支气管哮喘稳定期（阴虚血瘀证）。

【来源】上海中医药杂志，2016，50（6）

健脾补肺化痰方

【组成】炙黄芪、太子参、炒白术、防风、茯苓、陈皮、半夏、炙甘草、煅龙骨、煅牡蛎、葶苈子各5克。

【用法】每日1剂，水煎分2次服。

【功效】健脾补肺，化痰平喘。

【主治】小儿支气管哮喘缓解期（风盛痰阻，气道挛急型）。

【来源】广州中医药大学学报，2016，33（1）

哮喘宁汤

【组成】炙麻黄10克，茯苓10克，僵蚕10克，五味子10克，杏仁10克，紫菀10克，半夏10克，桃仁15克，炙甘草10克，款冬花10克，地龙18克，紫苏子12克，陈皮10克。

【用法】每日1剂，水煎分2次服。

【功效】理肺降气平喘。

【主治】轻、中度支气管哮喘急性发作（热哮）。

【来源】中医临床研究，2016，8（33）

·薏苡附子散·

【组成】薏苡仁、炮附子各100克。

【用法】用中药粉碎机分别把薏苡仁和炮附子粉碎成40目的细粉，再按1∶1的比例均匀混合，装入胶囊，每粒胶囊两种药粉共1克，低温保存备用。每12小时服用1次，每次2粒（6岁以下减半），10日为1个疗程，服用1~2个疗程。

【功效】温阳散寒除湿，补肾健脾。

【主治】支气管哮喘急性发作期（寒哮）。

【来源】中医临床杂志，2016，8（33）

·桑杏地龙汤·

【组成】蜜桑白皮20克，炒苦杏仁12克，地龙15~30克，瓜蒌皮15克，虎杖15克，厚朴6克，栀子15克。

【用法】水煎取汁400毫升，早、晚2次温服，每日1剂。

【功效】清泻肺热，化痰定喘。

【主治】支气管哮喘（痰热蕴肺，壅阻气道，肺失清肃证）。

【来源】光明中医，2020，35（9）

·小儿止哮方·

【组成】紫苏子、地龙、前胡、白芍各10克，刘寄奴、白鲜皮、射干、黄芩、白屈菜各7克，麻黄、苦参各3克。

【用法】每日1剂，水煎分2次服。

【功效】止咳平喘，活血化瘀。

【主治】小儿支气管哮喘发作期（外感风寒，湿热内滞证）。

【来源】新中医，2020，52（8）

三子养亲汤合二陈汤化裁方

【组成】姜半夏、陈皮、款冬花、橘络、白芥子、桔梗各15克，百部、茯苓各12克，紫苏子、莱菔子各30克，苦杏仁、旋覆花各10克，蜜甘草6克，鹅管石20克。

【用法】每日1剂，水煎分2次服。

【功效】燥湿化痰，降气平喘。

【主治】哮喘慢阻肺重叠（痰浊阻肺证）。

【来源】浙江中医杂志，2019，54（2）

第二节 外用方

贴敷方1

【组成】细辛、甘遂、白芥子、延胡索。

【用法】以上药物以1：1：2：2的比例研极细粉，以鲜姜汁调成膏状备用。取穴：璇玑、定喘（双）、肺俞（双）、膈俞（双）、脾俞（双）、肾俞（双）。①取边长5厘米的正方形无纺布空白贴（含一个直径1.5厘米的防渗圈），从易撕条处打开；②将制作好的药物均匀放入中间1.5厘米防渗圈内；③常规消毒患者皮肤，将制作好的药贴贴敷在穴位处；④将药贴上易撕条撕下，并将药贴贴好即可。成人贴敷6~8小时。

【功效】温肺散寒，宣肺定喘。

【主治】支气管哮喘。

【来源】中华针灸电子杂志，2020，9（2）

·贴敷方2·

【组成】白芥子90克，轻粉9克，白芷9克。

【用法】上药共研末，用蜜调合成饼，火上烘热备用。未贴前用生姜擦第三胸椎棘突下身柱穴，擦到皮肤极热，有热辣疼感为止。再将烘热的药饼贴于身柱穴上。

【功效】温经散寒，止咳平喘。

【主治】支气管哮喘。

【来源】《支气管哮喘》

·麝香白芥膏·

【组成】麝香0.6克，冰片3克，公丁香3克，白芥子10克，橘红3克，细辛6克，肉桂3克。

【用法】上药混合研末，姜汁调糊外贴背部穴位。发作期：天突、膻中、定喘、肺俞；缓解期：膻中、肺俞、脾俞、命门、肾俞；痰浊期：加丰隆穴；寒盛：敷后加灸。

【功效】温经散寒平喘。

【主治】支气管哮喘。

【来源】《支气管哮喘》

·脐药方·

【组成】麻黄15克，细辛、苍耳子、醋延胡索各4克，公丁香、吴茱萸、白芥子、肉桂各3克。

【用法】以上药物共研细末，贮瓶备用，勿泄气。每次取药末适量，用脱脂药棉薄薄裹如小球状，纳入患者脐孔中，外以纱布覆盖，胶布固定，隔日换药1次，10日为1个疗程。若贴敷未满2日，脐孔发痒，应即时揭下；如已贴满2日，脐孔不痒，再换药敷之，至愈为止。

【功效】温通导引，止哮平喘。

【主治】支气管哮喘。

【来源】《支气管哮喘》

陈修园哮喘奇方

【组成】川乌、草乌、桃枝、枣枝、桑枝、槐枝、柳枝、官桂、白芷、当归、白薇、赤芍、乌药、猪牙皂、连翘、茯苓、木鳖子、乳香、没药各等份。

【用法】以上药物用麻油浸一宿，熬后去滓，加适量铅丹制成膏药。于三伏天贴于肺俞、膏肓（左、右各1穴），隔5日换药1次，每伏贴9次共45日，次年再如法贴9次。

【功效】温经平喘止哮。

【主治】支气管哮喘。

【来源】《支气管哮喘的中西医诊治》

第六章 支气管扩张

支气管扩张是由支气管及其周围肺组织的感染和管腔阻塞损坏管壁所致的肺部疾病，简称支扩，多见于儿童和青年。在支扩形成的过程中，受损部位支气管壁的支撑结构由于慢性炎症而遭到破坏，使其不能维持正常形态而松弛膨大。黏液引流不畅容易导致感染，炎症反复发作可致血管增生，出现咯血。

患者主要临床表现为慢性咳嗽，咳大量脓痰，反复咯血或痰中带血，反复肺部感染。咳痰量多少不定，呈黏液脓性，厌氧菌感染时痰及呼吸有臭味，脓痰静置后有分层现象。感染时有发热等全身中毒症状。

咯血和咯痰是支扩最突出的两大临床症状。咯血的颜色一般为鲜红色，在出血停止后往往可有少量深红色或暗红色、紫黑色的陈旧积血。故而临床上根据血色鲜红与暗滞可以分新久，但不能以之辨寒热。量自血丝痰、痰血或满口纯血，甚至盈盆满盏均可见。有部分患者以持续或频繁反复间断少量咯血为临床特点，较一次较大量的咯血更为棘手。咯痰的临床特点是量多，可达每日500毫升。全日都可以咯痰，在入睡、晨起或体位变动时明显。痰的性状以黄稠痰、脓性痰多见，提示继发感染，平时可以泡沫痰或黏痰为主，但常常间歇性出现黄痰。若出现青绿色或黄绿色则提示有铜绿假单胞菌感染。出现黄稠痰或脓性痰时一般气味腥臭。感染严重者常可破坏肺组织使痰液中出现坏死的组织碎片，因此静置后痰液可出现分层，在最底层可有絮状坏死组织碎屑。但也有患者无痰，以咯血为主，称干性支扩。通常还可伴有发热、胸痛、胸闷、气促等表现。常见诱因为感冒、感染、受凉咳嗽、用力屏气、劳累、情绪激动、血压波动或吸入异味气体等。

支气管扩张是临床内科较为常见的急重症之一，其发病机制主要是管壁肌肉与弹性成分遭到破坏引起异常扩张，通常伴有慢性细菌感染。既往临床中治疗该疾病主要以西药抗生素进行治疗，虽能有效改善患者的咯痰症状，但反复应用抗生素治疗，近期虽然有一定的疗效，然而随着疾病的进展，因扩张支气管的纤毛遭到破坏，肺内痰液引流不畅，使分泌物长期、反复潴留，滋生细菌，继发感染，导致病情反复加重、缠绵难愈，日久造成肺功能下降。

支气管扩张属中医学"咳嗽""咯血""肺痈"等范畴，中医学认为，支扩之病机，其本为肺、脾、肾虚，尤以肺、脾虚为多，常招邪侵，疾病反复，痰湿或痰热壅肺，故医家常以痰湿为患。然久病伤阴，肺体阴亏，累及于肾，肺肾两虚，水亏火旺，亦可见干咳、咯血、咳痰。正如《景岳全书》所云："水亏则火盛，火盛则刑金，金病则肺燥，肺燥则络伤而嗽血，液涸而成痰。《金匮要略》有云："咳唾脓血。脉数虚者为肺痿，数实者为肺痈。"其病位在肺，病性复杂，以肺、脾、肾不足为基础，兼有外感或内伤所致之痰、热、风、火、瘀等实邪为患。支气管扩张的治疗在于标本兼顾，急则治其标：清肺化痰，凉血止血，清火解毒，散瘀通络；缓则治其本：润肺健脾固肾为主，清除痼痰为辅。

第一节　内服方

⁓·❀· 疏肝清肺汤 ·❀·⁓

【组成】栀子20克，柴胡20克，枇杷叶20克，白术15克，桔梗15克，瓜蒌15克，牡丹皮10克，黄芩10克，薄荷10克。

【用法】每日1剂，水煎分2次服。

【功效】养阴肃肺，清热止血。

【主治】支气管扩张（痰热蕴肺证）。

【来源】中医临床研究，2020，12（11）

❧ 加味黄连温胆汤 ❧

【组成】金荞麦20克，川黄连6克，生甘草10克，茯苓15克，枳实10克，法半夏15克，竹茹10克，白及10克，陈皮10克。

【用法】每日1剂，水煎分2次服。

【功效】补肺生肌，清热化痰。

【主治】支气管扩张（痰热蕴肺证）。

【来源】世界最新医学信息文摘，2016，16（55）

❧ 桔芩汤 ❧

【组成】桔梗20克，黄芩15克，鱼腥草30克，杏仁12克，侧柏叶20克，炙甘草10克。

【用法】每日1剂，水煎分2次服。

【功效】宣肺气，祛痰排脓。

【主治】支气管扩张（气虚痰热蕴肺证）。

【来源】实用临床医药杂志，2020，24（7）

❧ 补气清肺健脾化痰汤 ❧

【组成】桑白皮15克，黄芩15克，法半夏15克，茯苓15克，苍术15克，鱼腥草15克，党参15克，浙贝母15克，陈皮15克，薏苡仁30克，苇茎30克，炙甘草5克。

【用法】每日1剂，水煎分2次服。

【功效】补气清肺，健脾化痰。

【主治】支气管扩张（气虚痰热蕴肺证）。

【来源】当代医学，2018，24（26）

清肝泻肺方

【组成】青黛5克，海蛤壳10克，桑白皮10克，地骨皮10克，白茅根30克，侧柏叶10克，白及10克，黄芩10克，法半夏10克，浙贝母10克，薏苡仁15克，麦冬10克，百部10克，桔梗6克，甘草3克。

【用法】每日1剂，水煎分2次服。

【功效】清肝泻肺，凉血止血，化痰止咳。

【主治】支气管扩张（痰热蕴肺证）。

【来源】江西中医药，2019，4（50）

清金贝蒌汤

【组成】浙贝母12克，瓜蒌15克，桔梗10克，柴胡10克，玄参10克，葶苈子30克，墨旱莲10克，金荞麦15克，蒲公英15克，知母10克，白茅根30克，杏仁6克。

【用法】每日1剂，水煎分2次服。

【功效】清肺泻热，润燥化痰。

【主治】支气管扩张（痰热蕴肺证）。

【来源】中国中医急症，2020，29（3）

清金化痰汤加味

【组成】茯苓15克，白术15克，党参15克，瓜蒌仁15克，桑白皮15克，黄芩10克，半夏10克，桔梗10克，栀子10克，麦冬

10克，知母10克，浙贝母10克，橘红5克，甘草5克。

【用法】每日1剂，水煎分2次服。

【功效】健脾益气，清热化痰。

【主治】支气管扩张（气虚痰热蕴肺证）。

【来源】现代中西医结合杂志，2017，26（11）

❧ · 清热活血方 · ❧

【组成】芦根20克，冬瓜仁15克，桃仁12克，薏苡仁12克，前胡12克，黄连10克，浙贝母10克，桑白皮10克，紫菀10克，白术10克，旋覆花10克，甘草6克。

【用法】每日1剂，水煎分2次服。

【功效】清肺泻热，活血除痈。

【主治】支气管扩张（气虚痰热蕴肺证）。

【来源】世界中医药，2020，15（1）

❧ · 王氏清肺化痰汤 · ❧

【组成】黄芩12克，杏仁10克，浙贝母20克，桑白皮15克，肺形草15克，鹿衔草15克，八月札12克，生白芍15克，蝉蜕10克，天竺黄12克，竹沥半夏10克，茯苓15克，金荞麦30克，鱼腥草30克，三叶青15克，甘草6克。

【用法】每日1剂，水煎分2次服。

【功效】清热解毒。

【主治】支气管扩张（痰热壅肺证）。

【来源】浙江中医药大学学报，2019，43（9）

❧ · 温阳健脾化痰汤 · ❧

【组成】黄芪30克，党参30克，茯苓15克，陈皮10克，柴胡

10克，法半夏10克，干姜10克，炙甘草10克。

【用法】每日1剂，水煎分2次服。

【功效】温阳健脾，清肺化痰。

【主治】支气管扩张（肺脾两虚证）。

【来源】淮海医药，2020，38（1）

益气养阴止咳汤

【组成】百合30克，太子参30克，麦冬15克，五味子10克，黄精15克，玄参15克，生地黄20克，贝母15克，地骨皮10克，桔梗10克，黄芩20克，甘草6克。

咳痰甚者加桑白皮10克，瓜蒌仁10克；发热者加青蒿10克，鳖甲10克；咯血甚者去桔梗，加侧柏叶10克，仙鹤草10克；口干甚者加芦根20克，天花粉15克。

【用法】每日1剂，水煎分2次服。

【功效】益气养阴，祛痰止咳。

【主治】支气管扩张（气阴两虚证）。

【来源】中国中医药现代远程教育，2015，13（12）

鱼蒌苇茎汤

【组成】鱼腥草30克，瓜蒌皮10克，苇茎10克，薏苡仁10克，冬瓜子10克，紫苏叶5克，杏仁10克，桔梗15克。

【用法】每日1剂，水煎分2次服。

【功效】清热排脓，化痰止咳。

【主治】支气管扩张（痰热壅肺证）。

【来源】中医药学报，2018，46（3）

❧ · 玉屏风散加减 · ❧

【组成】桂枝10克，黄芪15克，羌活10克，山茱萸15克，白芍15克，茯苓20克，白术10克，防风10克，车前子12克，姜黄12克。

【用法】每日1剂，水煎分2次服。

【功效】益气固表止汗。

【主治】支气管扩张（肺气不足证）。

【来源】临床医药，2019，14（12）

❧ · 四妙勇安汤 · ❧

【组成】金银花150克，玄参150克，当归100克，甘草50克。

【用法】每日1剂，水煎分2次服。

【功效】清热解毒，滋阴活血。

【主治】支气管扩张（肺阴不足证）。

【来源】《验方新编》

❧ · 经验方1 · ❧

【组成】生地黄15克，阿胶珠（烊化）10克，玄参10克，川贝母5克，海蛤壳（先煎）12克，紫菀10克，款冬花10克，当归10克，白芍10克，丹参12克，牡丹皮10克，炙甘草6克，蜂蜜（冲服）1匙。

【用法】每日1剂，水煎分2次服。

【功效】补肺养阴。

【主治】支气管扩张（肺阴不足证）。

【来源】《肺病千金方》

~ · 经验方2 · ~

【组成】青黛（包煎）10克，海蛤壳（先煎）15克，牡丹皮10克，栀子10克，枇杷叶10克，黄芩10克，白头翁10克，秦皮15克，桃仁10克。

【用法】每日1剂，水煎分2次服。

【功效】补肺养阴。

【主治】支气管扩张（肝火犯肺证）。

【来源】《肺病千金方》

~ · 经验方3 · ~

【组成】百合10克，麦冬12克，北沙参12克，生地黄15克，牡丹皮10克，川贝母10克，白茅根15克，枇杷叶10克，地骨皮10克，墨旱莲15克，炒侧柏叶10克。

【用法】每日1剂，水煎分2次服。

【功效】补肺养阴。

【主治】支气管扩张（肺阴不足证）。

【来源】《肺病千金方》

~ · 经验方4 · ~

【组成】生地黄20克，水牛角（先煎）10克，金荞麦30克，虎杖15克，山茱萸15克，三七粉（冲服）8克，夏枯草20克，益智仁10克，枳壳10克，百合15克，北沙参15克。

【用法】每日1剂，水煎分2次服。

【功效】补肺养阴。

【主治】支气管扩张（阴虚肺燥证）。

【来源】《肺病千金方》

❦· 经验方5 ·❦

【组成】金荞麦30克，功劳木15克，天葵子15克，重楼15克，蒲公英30克，浙贝母15克，生麻黄5克，生石膏10克，桃仁10克，冬瓜子30克，蛤壳20克，生大黄（后下）10克。

【用法】每日1剂，水煎分2次服。

【功效】活血祛瘀。

【主治】支气管扩张（瘀血阻络证）。

【来源】《肺病千金方》

❦· 经验方6 ·❦

【组成】桑叶9克，菊花9克，黄芩9克，连翘9克，杏仁6克，桔梗6克，薄荷6克，甘草3克。

【用法】每日1剂，水煎分2次服。

【功效】祛风清热。

【主治】支气管扩张（风热犯肺证）。

【来源】《肺病千金方》

❦· 经验方7 ·❦

【组成】蒲公英30克，紫花地丁30克，蜈蚣3克，全蝎3克，重楼30克，石上柏15克，八月札15克，野葡萄根30克，土茯苓30克，黄荆子30克，金荞麦30克，绞股蓝15克，甘草10克，三棱15克，莪术15克。

【用法】每日1剂，水煎分2次服。

【功效】清热祛痰。

【主治】支气管扩张（痰热蕴肺证）。

【来源】《吴银根肺系疾病中医诊疗思路与经验》

❧ · 经验方 8 · ❧

【组成】青黛9克（包），炒栀子9克，紫花地丁30克，蒲公英30克，胡颓子叶15克，金荞麦30克，黄荆子30克，太子参15克，黄芪24克，麦冬15克，生地黄24克，牡丹皮9克，女贞子30克，桑椹30克，甘草9克

【用法】每日1剂，水煎分2次服。

【功效】清肝化痰，补养气阴。

【主治】支气管扩张（痰热壅肺，气阴两虚证）。

【来源】《吴银根肺系疾病中医诊疗思路与经验》

❧ · 经验方 9 · ❧

【组成】紫草30克，紫花地丁30克，紫菀15克，桑寄生30克，茶树根30克，桂枝15克，麦冬15克，太子参15克，五味子9克，半枝莲30克，白花蛇舌草30克，炒栀子9克，鬼针草30克，黄芪24克，白术15克。

【用法】每日1剂，水煎分2次服。

【功效】清肝化痰，补养气阴。

【主治】支气管扩张（痰热壅肺，气阴两虚证）。

【来源】《吴银根肺系疾病中医诊疗思路与经验》

❧ · 经验方 10 · ❧

【组成】党参15克，白术15克，茯苓30克，南沙参15克，麦冬15克，玉竹30克，淫羊藿15克，紫草30克，紫花地丁30克，胡颓子叶15克，金荞麦30克，蒲公英30克，鬼针草30克，甘草9克。

【用法】每日1剂，水煎分2次服。

【功效】补肺益肾，清热化痰。

【主治】支气管扩张（肺肾亏虚，痰热蕴肺证）。

【来源】《吴银根肺系疾病中医诊疗思路与经验》

经验方11

【组成】紫草30克，紫花地丁30克，紫菀15克，黄连3克，黄芩9克，法半夏15克，百合24克，天台乌药12克，怀山药15克，黄芪24克，白术15克，防风6克，麦冬15克，女贞子30克，甘草9克。

【用法】每日1剂，水煎分2次服。

【功效】清肺化痰，固肺益肾。

【主治】支气管扩张（痰热壅肺，肺肾阴虚证）。

【来源】《吴银根肺系疾病中医诊疗思路与经验》

经验方12

【组成】紫草30克，女贞子30克，胡颓子叶15克，青黛9克（包），浮小麦30克，紫花地丁30克，墨旱莲30克，金荞麦30克，炒栀子9克，碧桃干30克，紫菀15克，生地黄24克，鬼针草30克，麦冬15克，侧柏叶30克

【用法】每日1剂，水煎分2次服。

【功效】扶正祛邪，活血通络。

【主治】支气管扩张（瘀血阻滞证）。

【来源】《吴银根肺系疾病中医诊疗思路与经验》

经验方13

【组成】黄芩15克，瓜蒌15克，鱼腥草20克，天竺黄12克，陈皮12克，丹参30克，桑白皮15克，代赭石30克（先煎），生黄

芪15克，法半夏12克，牛蒡子20克，厚朴15克，西洋参10克。

【用法】每日1剂，水煎分2次服。

【功效】清热平喘。

【主治】支气管扩张（痰热壅肺证）。

【来源】《李延临床医案选》

～• 经验方14 •～

【组成】南沙参15克，北沙参15克，麦冬10克，杏仁10克，栀子10克，牡丹皮10克，柴胡15克，茯苓10克，川贝母15克，茜草炭10克，鲜白茅根30克，百部15克，炙枇杷叶15克（包煎）。

【用法】每日1剂，水煎分2次服。

【功效】养阴肃肺，清热止血。

【主治】支气管扩张（痰热蕴肺，兼有阴虚）。

【来源】《李延临床医案选》

～• 经验方15 •～

【组成】金荞麦50克，鱼腥草30克，北沙参20克，青蒿子15克，葎草30克，甜葶苈20克，甜杏仁15克，蜂房10克，川百合30克，珠儿参20克，海浮石20克，鬼箭羽20克，天竺黄12克。

【用法】每日1剂，水煎分2次服。

【功效】补肺生肌，清热化痰。

【主治】支气管扩张（气阴不足，痰热内蕴证）。

【来源】中医大家，2014，46（3）

～• 经验方16 •～

【组成】黄芪20克，党参20克，百合15克，百部15克，白及

30克，海蛤壳30克（先煎），浙贝母20克，三七15克，白豆蔻15克（后下），藿香15克（后下），茵陈15克，滑石20克（包），石菖蒲12克，黄芩12克，连翘10克，浙贝母15克，射干12克，薄荷6克（后下），金荞麦20克，枳壳15克。

【用法】每日1剂，水煎分2次服。

【功效】益气化痰，清肺散瘀。

【主治】支气管扩张（气虚痰热蕴肺证）。

【来源】江西中医药，2013，1（44）

经验方17

【组成】芦根30克，冬瓜仁20克，薏苡仁20克，桃仁15克，金荞麦15克，黄连10克，黄芩10克，桔梗10克，甘草8克。

【用法】每日1剂，水煎分2次服。

【功效】清肺热，化痰浊，活血瘀。

【主治】支气管扩张（气虚痰热蕴肺证）。

【来源】现代中西医结合杂志，2017，26（35）

经验方18

【组成】地骨皮15克，桑白皮12克，杏仁10克，炙枇杷叶15克，金荞麦30克，浙贝母10克，金银花15克，大青叶15克，鱼腥草25克，败酱草15克，白术9克，半夏9克，茯苓15克，麦冬12克，北沙参12克，神曲12克，炒谷芽15克，首乌藤15克，合欢皮12克，广地龙10克，矮地茶9克，甘草6克，黄芪20克。

【用法】每日1剂，水煎分2次服。

【功效】清热解毒，滋阴活血。

【主治】支气管扩张（痰热蕴肺，肺阴亏虚证）。

【来源】中国民族医药学会肺病分会第二届学术年会论文集

经验方19

【组成】太子参15克，麦冬12克，苇茎45克，冬瓜子30克，桃仁15克，黄芩15克，桑白皮15克，鱼腥草30克，云茯苓15克，南、北沙参各15克，丹参15克。

【用法】每日1剂，水煎分2次服。

【功效】清肺化痰，止咳平喘。

【主治】支气管扩张（痰瘀阻肺，肺失宣降证）。

【来源】内蒙古中医药，2012（4）

第二节　外用方

贴敷方1

【组成】新鲜大蒜泥9克，硫黄末6克，肉桂末、冰片各3克。

【用法】上药研匀，摊于2块纱布上，贴双涌泉穴。贴前在皮肤擦少许油以防起疱。隔日1次。

【功效】补肺止血。

【主治】支气管扩张咯血。

【来源】《支气管扩张防治160问》

贴敷方2

【组成】生大黄10克。

【用法】上药烘干研末，用醋调成膏，纱布包裹，敷神阙。纱布覆盖，胶布固定。每2~3日换药1次，3次为1个疗程。

【功效】凉血清热止血。

【主治】支气管扩张咯血。

【来源】《支气管扩张防治160问》

∽·贴敷方3·∾

【组成】吴茱萸、川牛膝、白及等。

【用法】将药物碾压成细末，加入醋和蜂蜜调制成膏剂，再按压成0.5厘米厚、1厘米宽的药饼。贴于涌泉穴以及孔最穴。贴敷前，先对穴位处的皮肤用75%乙醇擦拭，晾干后，将药饼贴敷于穴位上方，固定。根据患者的皮肤状态以及年龄调整贴敷时间（3小时左右），如患者在贴敷期间出现瘙痒、疼痛、灼热感，可提前取下。治疗时间为1周。

【功效】止咳平喘，凉血止血。

【主治】支气管扩张咯血。

【来源】基层医学论坛，2020，24（13）

∽·贴敷方4·∾

【组成】天花粉、大黄、黄柏、姜黄、白芷、制天南星、陈皮、苍术、厚朴、甘草。

【用法】以上药物按10：5：5：5：5：1：1：1：1：1的比例混合后磨粉过筛，将药散与凡士林按1：4的比例调匀，合成药膏。选取天突、膻中2个穴位，用碘酊擦拭穴位部皮肤，将药膏放入专制胶布摊平，贴敷到穴位上，每日贴敷1次。

【功效】宽胸理气，清热化痰。

【主治】支气管扩张（痰热壅肺证）。

【来源】新中医，2019，51（12）

鱼腥草注射液

【组成】鱼腥草注射液2~4毫升。

【用法】孔最穴（双），每次每穴注入2毫升，每日2次，3日为1个疗程。咯血止后，剂量同上，每日1次，双侧或交替，巩固2~3日。

【功效】凉血止血。

【主治】支气管扩张咯血。

【来源】《支气管扩张防治160问》

第七章　细菌性肺炎

肺炎是常见的呼吸系统疾病，以发热、咳嗽、痰壅、呼吸困难及肺部啰音为主要临床表现，其常见病原体包括细菌、病毒、支原体及衣原体等。细菌性肺炎常合并支原体、病毒混合感染，其中肺炎支原体混合感染率最高，其次为病毒混合感染。

细菌性肺炎是指由细菌感染引起的终末气道、肺泡和肺间质的炎症，以婴幼儿多见。小儿气管、支气管管腔狭窄，黏液分泌少，纤毛运动差，肺弹性组织发育差，血管丰富，易于充血，间质发育旺盛，肺泡数少，肺含气量少，易被黏液阻塞，且免疫功能尚未充分发育，以上皆为儿童发病的重要原因。

细菌性肺炎的治疗，在早期未明确致病菌之前，可以根据经验选择针对可能性大的致病菌的抗生素，若病情危重，可选用覆盖面大的广谱抗生素。一旦病原菌明确，即针对此病原菌选择相应的抗生素。由于抗生素的发明以及不断地更新换代，细菌性肺炎的预后有所改善。但随着抗生素的广泛使用，细菌耐药率亦不断增加，病原菌谱不断变迁，出现临床表现不典型的细菌性肺炎。

肺炎属中医学"喘嗽"范畴。主要病因包括外因及内因两大类。感受风寒为外因，肺气娇嫩，气血未充为内因。肺脏为五脏六腑之华盖，位高主气。风邪由口鼻而入，首先侵袭肺卫，导致肺气闭而不宣，清肃之令不行。而婴幼儿肺脏娇嫩，卫外不固，易为外邪所中，且小儿"阳常有余，阴常不足"，感受风寒后肺气郁闭，阳气易化为热，酿生肺热，热邪炼津成痰，阻塞肺络，气滞血瘀而致呼吸不畅，咳嗽不止。

　　肺炎喘嗽常以发热、咳嗽、咳痰、喘息等为主要表现，中医证型包括：风温犯肺证、寒痰渍肺证、肺热壅盛证、痰浊壅肺证、湿热阻肺证、痰热结胸证、阴伤燥热证、气阴两伤证等。肺炎喘嗽急性期的治疗以疏风解毒，豁痰平喘为法，同时注重化湿、行滞、活血。在疾病后期，热退喘平，咳嗽有痰，当注重补肺健脾，益气化痰。

第一节　内服方

· 双金花冲剂 ·

【组成】金银花5克，金莲花5克。

【用法】每日1剂，水煎分2次服。

【功效】清热解毒。

【主治】细菌性肺炎（痰热蕴肺证）。

【来源】中国中西医结合杂志，2003，23（3）

· 通腑宣肺汤 ·

【组成】炙麻黄6克，生石膏15克，浙贝母6克，炙大黄3克，地龙6克，百部6克，杏仁6克，连翘9克，鱼腥草9克，前胡10克，款冬花6克，蝉蜕6克，枇杷叶6克，桔梗6克。

【用法】每日1剂，水煎分2次服。

【功效】上宣肺气，下通腑气。

【主治】细菌性肺炎（热毒闭肺证）。

【来源】河北医科大学（学位论文），2016

❦ · 经验方1 · ❧

【组成】蒲公英30克，紫花地丁30克，法半夏15克，葶苈子30克（包），大枣21克，甘遂6克，车前子30克（包），茯苓30克，青蒿15克，鳖甲15克，柴胡15克，黄芩15克，紫菀15克，龙骨30克，牡蛎30克，桂枝15克。

【用法】每日1剂，水煎分2次服。

【功效】清热逐饮，止咳化痰。

【主治】细菌性肺炎（痰热蕴肺证）。

【来源】《吴银根肺系疾病中医诊疗思路与经验》

❦ · 经验方2 · ❧

【组成】紫草30克，紫花地丁30克，生半夏15克，生天南星15克，金荞麦30克，紫菀15克，款冬花15克，蟾皮9克，蜂房9克，党参30克，黄芪20克，南沙参30克，北沙参30克，麦冬30克，淫羊藿15克，巴戟天15克。

【用法】每日1剂，水煎分2次服。

【功效】化痰通络，滋补肺肾。

【主治】细菌性肺炎（痰热久滞，肺肾两亏证）。

【来源】《吴银根肺系疾病中医诊疗思路与经验》

❦ · 经验方3 · ❧

【组成】金银花15克，连翘15克，鱼腥草15克，冬瓜皮15克，芦根20克，牛蒡子12克，桔梗10克，黄芩10克，穿心莲10克。

【用法】每日1剂，水煎分2次服。

【功效】清热凉血。

【主治】细菌性肺炎（肺热壅盛证）。

【来源】《肺病千金方》

·· 经验方4 ··

【组成】金银花30克，蒲公英30克，败酱草30克，黄连10克，陈皮10克，茯苓10克，竹茹15克，半夏（先煎）6克，枳实6克，甘草6克。

【用法】每日1剂，水煎分2次服。

【功效】清热止咳化痰。

【主治】细菌性肺炎（痰热蕴肺证）。

【来源】《肺病千金方》

·· 经验方5 ··

【组成】黄芩15克，连翘15克，甘草8克。

【用法】每日1剂，水煎分2次服。

【功效】清肺热。

【主治】细菌性肺炎（肺热壅盛证）。

【来源】《肺病千金方》

·· 经验方6 ··

【组成】瓜蒌15克，桔梗10克，杏仁10克，浙贝母10克，前胡10克，鱼腥草10克，炙枇杷叶10克，金银花15克，连翘10克，黄芩10克，旋覆花（包煎）10克，远志10克。

【用法】每日1剂，水煎分2次服。

【功效】化痰通络，清热止咳。

【主治】细菌性肺炎（痰热壅肺证）。

【来源】《肺病千金方》

·经验方7·

【组成】金银花30克，连翘15克，瓜蒌仁15克，黄芩15克，半枝莲20克，大青叶20克，桔梗10克。

【用法】每日1剂，水煎分2次服。

【功效】化痰止咳清热。

【主治】细菌性肺炎（痰热郁肺证）。

【来源】《肺病千金方》

·经验方8·

【组成】太子参25克，桑白皮15克，炙百部15克，炙百合10克，金银花15克，冬葵子15克，橘络15克，炙麻黄10克，生石膏20克，杏仁15克，款冬花10克，炙枇杷叶10克，羚羊角5克（冲），生甘草10克。

【用法】每日1剂，水煎分2次服。

【功效】宣肺化痰，清热凉血。

【主治】细菌性肺炎（痰热蕴肺证）。

【来源】《李延临床医案选》

·经验方9·

【组成】茯苓20克，桂枝10克，白术20克，甘草10克，细辛3克，陈皮15克，清半夏15克。

【用法】每日1剂，水煎分2次服。

【功效】温化痰饮。

【主治】细菌性肺炎（寒痰阻肺证）。

【来源】《李延临床医案选》

∽•　经验方10　•∽

【组成】丹参10克，川芎10克，桃仁10克，当归10克，赤芍10克。

【用法】每日1剂，水煎分2次服。

【功效】补气活血。

【主治】细菌性肺炎（肺气亏虚证）。

【来源】当代医学，2011，17（25）

∽•　经验方11　•∽

【组成】旋覆花6克，瓜蒌10克，制半夏10克，橘红6克，橘络6克，枇杷叶10克，海浮石15克，地骨皮12克，鳖甲15克，牡蛎15克，冬瓜子12克，生薏苡仁15克。

【用法】每日1剂，水煎分2次服。

【功效】清化痰热，养阴活络。

【主治】细菌性肺炎（痰热壅肺证）。

【来源】江苏中医药，2019，51（12）

∽•　经验方12　•∽

【组成】党参6克，白术6克，茯苓10克，甘草3克，陈皮6克，法半夏6克，白芥子6克，葶苈子6克，桂枝3克，细辛1克。

【用法】每日1剂，水煎分2次服。

【功效】健脾益气，温化痰饮。

【主治】细菌性肺炎（痰饮停肺证）。

【来源】实用中医内科杂志，2004，18（2）

∽•　经验方13　•∽

【组成】炙麻黄6克，炒杏仁9克，生石膏30克，生甘草6克，柴胡10克，黄芩9克，金银花15克，连翘10克，薄荷6克。

【用法】每日1剂，水煎分2次服。

【功效】清热凉血止咳。

【主治】细菌性肺炎（肺热壅盛证）。

【来源】临床医药文献电子杂志，2018，5（75）

第二节　外用方

～・导入方・～

【组成】炙麻黄3克，细辛3克，苦杏仁10克，法半夏6克，茯苓10克，全瓜蒌10克，均为颗粒剂。

【用法】以上药物加入少量生姜汁调合成糊状。药糊涂抹于2个电极板上（直径5厘米），电极板连接在中频药物导入治疗仪上，将电极板放置于患儿两肺啰音明显处（若啰音广泛则贴于肺俞穴上），治疗时间20分钟，温度可依据季节（冬季中温，夏季低温）、患儿年龄及个人耐受程度进行调节（自觉微热为宜），每日2次，治疗结束后取下电极板，清洁皮肤。

【功效】温肺化痰，降气止咳平喘。

【主治】小儿细菌性肺炎。

【来源】中医儿科杂志，2015，11（6）

～・贴敷方・～

【组成】大黄、芒硝、桃仁、炒白芥子。

【用法】以上药物按照4∶1∶1∶1的比例配伍，共研细末，加入生姜汁调成糊状，将调好的药物均匀平摊在敷料上，厚度为0.3~0.5厘米。敷在听诊啰音明显处或胸片炎性改变处。敷药时间每次1小时，年长儿可酌情加长时间，每日1次，以皮肤潮红为度，贴敷时或敷后局部皮肤出现灼热、疼痛、红肿、起疱等可减少贴敷时间。

【**功效**】祛湿化痰止咳。

【**主治**】小儿支气管肺炎。

【**来源**】黑龙江中医药大学（学位论文），2016

第八章　肺炎支原体肺炎

　　肺炎支原体肺炎是由肺炎支原体引起的呼吸道和肺部的急性炎症病变，是常见的社区获得性肺炎之一。肺炎支原体肺炎在临床上极其常见，并且在四季均可发病，尤其是春季和冬季高发，一般情况下，其具有一定的流行性特征。症状主要为乏力、咽痛、头痛、咳嗽、发热、食欲不振、腹泻等。咳嗽多为阵发性呛咳，痰少质黏。

　　肺炎支原体肺炎是小儿呼吸系统常见疾病之一，在临床儿科具有较高的发病率，疾病初期一般症状较轻，但病情极易反复，如未得到足够重视或治疗不当则可能发展为重症，病变可累及神经、血液、消化、泌尿等多个系统，临床发展为胸腔积液、急性呼吸窘迫综合征、肺纤维化、心肌炎、蛋白尿等，严重者甚至危及患儿生命。

　　肺炎支原体肺炎属于"痰饮""咳喘"范畴，中医学认为该病病因主要是外感风热或风寒之邪入里化热，肺气郁闭、痰热壅肺是其病变机制。其中痰热既是病理产物，又是导致喘咳的原因。因此，清热化痰、宣肺降逆为本病的基本治则，并需随时防治各种并发症。在肺炎的恢复期，中医治则不外两大法则，一是清除余邪，一是培元固本，前者重痰、热、瘀，后者注重益气生津。中医辨证分型主要为：风温犯肺证、寒痰渍肺证、肺热壅盛证、痰浊壅肺证、湿热阻肺证、痰热结胸证、阴伤燥热证、气阴两伤证。

第一节　内服方

银翘散合麻杏石甘汤

【组成】麻黄3~6克，杏仁6~10克，生石膏15~25克，金银花10克，连翘10克，淡豆豉10克，炒栀子6~10克，牛蒡子10克，荆芥穗10克，芦根10~15克，甘草6克。

【用法】每日1剂，水煎分2次服。

【功效】宣肺清热，化瘀通络。

【主治】肺炎支原体肺炎（肺热壅盛证）。

【来源】天津中医药，2019，36（9）

黄连解毒汤加减

【组成】黄连3克，黄芩3克，黄柏5克，栀子9克。

咳嗽，喘促，高热者加玄参、钩藤、葛根、薄荷；发热恶寒者加荆芥、防风；咳嗽、咳痰伴有血丝者加三七；咳嗽日久，纳差，大便干燥者加莱菔子、瓜蒌。

【用法】每日1剂，水煎分2次服。

【功效】清热解毒。

【主治】肺炎支原体肺炎（毒热闭肺证）。

【来源】吉林医学，2020，41（12）

风热方

【组成】炒杏仁12克，黄芩15克，前胡9克，金银花15克，蜜麻黄12克，连翘15克，甘草6克，莱菔子12克，石膏15克，茯苓20克，桑叶15克，紫苏子12克，菊花9克。

【用法】每日1剂，水煎分2次服。

【功效】降气化痰，清热解毒，消食健脾，宣肺平喘。

【主治】肺炎支原体肺炎（风热闭肺证）。

【来源】光明中医，2020，35（1）

❧· 清肺健脾方 ·❧

【组成】黄芩15克，石膏15克，党参10克，白术10克，甘草10克，茯苓10克，桔梗10克，百部10克，蜜紫菀10克，麦冬10克，陈皮10克。

【用法】每日1剂，水煎分2次服。

【功效】宣肺清热，健脾益气，化痰止咳。

【主治】小儿肺炎支原体肺炎。

【来源】中国中医药科技，2019，26（5）

❧· 清肺通络方 ·❧

【组成】桑白皮10克，地骨皮10克，桃仁10克，杏仁10克，紫苏子10克，葶苈子10克，蝉蜕6克，地龙10克，矮地茶15克，甘草3克。

【用法】每日1剂，水煎分2次服。

【功效】清肺邪热，化痰祛瘀，活血通络。

【主治】肺炎支原体肺炎（风热郁肺证）。

【来源】西部中医药，2020，33（2）

❧· 桑菊饮加减 ·❧

【组成】桑叶10克，连翘10克，桔梗10克，百部10克，炙甘草10克，紫菀10克，菊花12克，苦杏仁12克，前胡12克，芦根12克，薄荷5克。

发热者加麻黄3克，石膏15克；痰黏难咳者加川贝母、瓜蒌皮各10克；咳嗽剧烈者加白前6克；风热偏重者应重用连翘，加金银花10克；喉咽疼痛者加射干、牛蒡子各9克；口渴甚者加天花粉15克，知母10克。

【用法】每日1剂，水煎分2次服。

【功效】疏风清热，宣降肺气，止咳化痰。

【主治】肺炎支原体肺炎（风热证）。

【来源】光明中医，2020，35（5）

升降散合贝母瓜蒌散

【组成】僵蚕6克，蝉蜕3克，姜黄9克，生大黄6克，浙贝母6克，全瓜蒌12克，天花粉12克，茯苓6克，橘红3克，桔梗3克。

热盛者，加石膏20克，桑白皮9克；咳痰有血丝者，去橘红，加麦冬6克，仙鹤草9克；咳甚者，加苦杏仁6克，枇杷叶9克；便稀者，生大黄改为熟大黄。

【用法】每日1剂，水煎分2次服。

【功效】疏风清热，宣降肺气。

【主治】肺炎支原体肺炎（痰热闭肺证）。

【来源】吉林中医药，2020，40（6）

清金化痰汤

【组成】浙贝母10克，款冬花10克，桑白皮10克，鱼腥草10克，栀子6克，黄芩6克，苦杏仁6克，陈皮6克，炙甘草3克。

随症加减：伴高热，加石膏（先煎）；兼痰多颜色偏黄，加葶苈子、胆南星、瓜蒌皮；兼便秘，加瓜蒌仁。

【用法】每日1剂，水煎分2次服。

【功效】通络健脾，止咳化痰。

【主治】肺炎支原体肺炎（痰热闭肺证）。

【来源】内蒙古中医药，2020，39（1）

·◦∾ 泻白散 ∾◦·

【组成】半夏3克，射干5克，紫菀5克，麦冬5克，甘草3克，百部5克，栀子3克，辛夷5克，炒鸡内金6克，天竺黄3克，白前5克，款冬花6克，蜜麻黄2克，地骨皮6克，桑白皮6克。

【用法】每日1剂，水煎分2次服。

【功效】止咳平喘，清肺泻热。

【主治】肺炎支原体肺炎（阴虚肺热证）。

【来源】中国社区医师，2020，36（7）

·◦∾ 宣肺清毒汤 ∾◦·

【组成】麻黄5克，薄荷5克，甘草5克，杏仁10克，生石膏30克，金银花10克，连翘10克，牛蒡子10克，前胡10克，桔梗3克。

【用法】每日1剂，水煎分2次服。

【功效】辛凉解表，宣肺平喘。

【主治】肺炎支原体肺炎（肺热壅盛证）。

【来源】医学食疗与健康，2020，3（6）

·◦∾ 清肺止咳汤 ∾◦·

【组成】茯苓12克，桃仁8克，桔梗8克，川贝母8克，地龙8克，法半夏8克，苦杏仁8克，鱼腥草15克，陈皮10克，射干10克，炙旋覆花10克，黄芩10克，炙甘草5克，僵蚕6克，炙麻黄3克，炒黄连3克。

【用法】每日1剂，水煎分2次服。

【功效】清热祛痰，镇咳润肺。

【主治】肺炎支原体肺炎（痰热蕴肺证）。

【来源】中国中医药现代远程教育，2020，18（4）

·清肺化瘀方·

【组成】葶苈子3~10克，海浮石、黄芩、桑白皮各3~9克，虎杖、桃仁、丹参各3~6克，麻黄6克，苦杏仁5克，清半夏5克，甘草5克。

【用法】每日1剂，水煎分2次服。

【功效】清肺化痰，活血散瘀，止咳平喘。

【主治】肺炎支原体肺炎（痰瘀闭肺证）。

【来源】中国中医药科技，2020，27（3）

·经验方1·

【组成】南沙参30克，北沙参30克，麦冬30克，玉竹30克，白术15克，黄芪24克，苍术15克，党参30克，法半夏15克，紫菀15克，石菖蒲15克，广郁金15克，甘草9克，葶苈子30克，粉防己15克，茯苓30克，陈皮9克，桂枝15克，炒白芍30克，明天麻21克，淫羊藿15克，巴戟天15克。

【用法】每日1剂，水煎分2次服。

【功效】益气养阴，理气化饮。

【主治】肺炎支原体肺炎（肺阴亏虚证）。

【来源】《吴银根肺系疾病中医诊疗思路与经验》

～・经验方2・～

【组成】白术15克，党参30克，黄芪24克，苍术15克，玉竹30克，麦冬30克，防风15克，明天麻21克，法半夏15克，炒白芍30克，茯苓30克，桂枝15克，甘草9克，紫菀15克，胡颓子叶15克，金荞麦30克。

【用法】每日1剂，水煎分2次服。

【功效】益气养阴，理气化饮。

【主治】肺炎支原体肺炎（气阴两伤证）。

【来源】《吴银根肺系疾病中医诊疗思路与经验》

～・经验方3・～

【组成】黄芩10克，黄连3克，法半夏9克，陈皮9克，鱼腥草15克，麻黄6克，葶苈子10克，蜜款冬花10克，桔梗6克，贝母粉3克，炙甘草3克，甘草3克。

【用法】每日1剂，水煎分2次服。

【功效】清热化痰，宣肺平喘。

【主治】肺炎支原体肺炎（痰热闭肺证）。

【来源】中国中医急症，2020，29（3）

第二节　外用方

～・贴敷方1・～

【组成】大黄、玄明粉。

【用法】以上药物按照1∶4的比例，用大蒜汁调成糊状，均匀涂于防水纸上，贴敷于患儿背部，持续时间为20分钟，每日1

次，连用5日。

【功效】清热泻火，化痰通络。

【主治】小儿肺炎支原体肺炎。

【来源】北京中医药大学（学位论文），2013

⌁·贴敷方2·⌁

【组成】白芥子粉。

【用法】贴敷肺俞穴、心俞穴、风门穴。

【功效】化痰平喘止咳。

【主治】小儿肺炎支原体肺炎。

【来源】广西中医药，2000，1（1）

⌁·贴敷方3·⌁

【组成】白芥子30克，肺风草30克，桂枝20克，肉桂20克，细辛16克，鱼腥草30克，吴茱萸20克，威灵仙20克。

【用法】贴敷大椎穴、双肺俞穴2~4小时，不耐受可提前揭下。

【功效】化痰平喘止咳。

【主治】肺炎支原体肺炎。

【来源】福建中医药大学学报，2012，22（4）

⌁·贴敷方4·⌁

【组成】白芥子、斑蝥、延胡索各10克。

【用法】上药烘干磨粉，用姜汁、蜂蜜1：4调成糊状，做成直径为2厘米，厚约0.5厘米的药饼，正中放少许麝香。初伏：肺俞、中府、足三里；中伏：肾俞、定喘、神阙；末伏：脾俞、风门、关元。将做好的药饼放置于上述穴位，用4厘米×4厘米的防敏胶布固定，每次贴药时间2~4小时，视情况而定，如局部无明显灼热痛感可适当延长贴敷时间，最长不能超过24小时，如皮肤感觉特别疼痛者可提前取下。

【功效】止咳平喘。

【主治】肺炎支原体肺炎。

【来源】光明中医，2010，25（10）

～· 清宣汤 ·～

【组成】桑叶9克，菊花6克，桔梗6克，杏仁4克，荆芥5克，炙甘草3克，薄荷6克，牛蒡子6克，川贝母6克，前胡4克。

加减：合并发热者加金银花12克，连翘9克；痰黄难咳者加竹茹6克，炒栀子6克；痰多色白者加陈皮6克，姜半夏3克；兼鼻塞流清涕者加荆芥穗3克。

【用法】上药武火急煎10分钟，取汁100毫升左右，将导尿管涂以液体石蜡，插入肛门5~8厘米，用50毫升无菌注射器缓慢注入药液30毫升，用棉球堵塞肛门20分钟，每日3次。

【功效】宣肺降气止咳。

【主治】小儿肺炎支原体肺炎。

【来源】中国民间疗法，2009，17（9）

第九章　肺炎衣原体肺炎

肺炎衣原体为1986年发现的一种新的衣原体，为革兰氏阴性病原体，主要引起呼吸道和肺部感染。现仅知人是该衣原体宿主，感染方式可能为人与人之间通过飞沫或呼吸道分泌物传播，感染季节不定，四季都可流行。5岁以下儿童极少受染，8岁以上儿童及青年易被感染，尤其是在人群聚集处，如家庭、学校、兵营中易于流行。经血清流行病学调查，证实成人中至少有40%已受到该衣原体感染，大部分为亚临床型。老年人可再次受到感染。

本病起病缓慢，多不发热或仅有低热，症状较轻，一般状态良好。呼吸增快和阵发性不连贯的咳嗽具有特征性，咳嗽可引起呕吐或呼吸暂停，肺部可闻及干、湿啰音，哮鸣音，捻发音。衣原体感染后极易出现持续感染或反复感染，治疗时间长，并能促使哮喘恶化。

近几年发现衣原体感染引起的肺炎有增多趋势，其症状不典型，故早期诊断困难，容易误诊、漏诊，另外此病除了引起呼吸系统症状外，还可并发肺外多系统、器官损害，病程较长。对于本病，使用抗生素是必然的，西医治疗首选大环内酯类抗生素，但过多使用抗生素会带来诸多不良反应。

肺炎衣原体肺炎属中医学"肺炎喘嗽""肺胀""肺风""肺痹"等病范畴。

第一节　内服方

·涤痰平喘方·

【组成】桑白皮10克，黄芩10克，柴胡6克，地骨皮10克，清半夏6克，苍术10克，款冬花10克，紫菀6克，紫苏子10克，地龙10克，前胡10克，白前10克。

【用法】每日1剂，水煎分2次服。

【功效】清肺泻火，降气化痰。

【主治】小儿肺炎衣原体肺炎（痰热闭肺证）。

【来源】中国药业，2015，24（22）

·麻杏石甘汤合沙参麦冬汤·

【组成】北沙参10克，麦冬6克，紫苏子5克，葶苈子3克（冲入），麻黄5克，杏仁5克，地龙5克，石膏20克（先煎），炙甘草5克，黄芩5克，鱼腥草15克，芦根10克，薏苡仁10克，冬瓜子10克，麦芽10克，桑白皮12克。

【用法】每日1剂，水煎分2次服。

【功效】宣肃并用，益肺气阴。

【主治】肺炎衣原体肺炎（痰热闭肺，肺气阴虚证）。

【来源】吉林中医药，2007，27（5）

·泻白散加减·

【组成】桑白皮15克，地骨皮15克，甘草5克，粳米15克，黄芩15克，芦根15克，桔梗15克，桃仁15克，北杏仁15克，浙贝母15克。

【用法】每日1剂，水煎分2次服。

【功效】清肺化痰止咳。

【主治】肺炎衣原体肺炎（痰热蕴肺证）。

【来源】吉林医学，2014，35（12）

❦· 青蒿鳖甲汤加减 ·❧

【组成】青蒿10克，鳖甲30克，知母10克，细生地黄20克，牡丹皮10克。

加减：余邪重者加金银花30克，连翘10克，板蓝根30克；虚热重者加地骨皮15克，银柴胡10克；阴虚重者加龟甲30克，玄参20克；热甚者加生石膏30克，知母10克；兼气虚者加太子参30克，防风10克，生黄芪15克；夹湿者加佩兰10克，砂仁6克。

【用法】每日1剂，水煎分2次服。

【功效】祛余邪，清虚热。

【主治】肺炎衣原体肺炎（余邪未尽，阴虚郁热证）。

【来源】湖南中医杂志，2017，5（33）

❦· 清热化湿方 ·❧

【组成】芦根30克，生薏苡仁20克，滑石、炙枇杷叶、藿香、浙贝母各15克，白豆蔻、杏仁、郁金、厚朴、黄芩各10克。

加减：若患者头痛身重，加羌活、佩兰各10克；若咽痛，加射干、炒牛蒡子各10克；若痰多，加橘红、前胡、半夏、桔梗各10克；若胸闷，加紫苏梗、葶苈子、地龙各10克，蝉蜕8克；若高热，加生石膏15克，栀子10克；若舌苔黄厚，口苦，加茵陈、黄连各10克；若纳呆，呕恶，腹胀，加炒莱菔子、草果各10克；

若大便不通，加瓜蒌仁20克，生大黄5克；若舌苔厚腻，小便短少，加苍、白术各15克，泽兰、通草各10克。

【用法】每日1剂，水煎分2次服。

【功效】祛痰壅，宣肺气，清热化湿。

【主治】肺炎衣原体肺炎（湿热郁肺证）。

【来源】中医临床研究，2017，9（8）

ꙥ· 贝母瓜蒌散 ·ꙥ

【组成】浙贝母10克，全瓜蒌30克，天花粉15克，茯苓15克，化橘红15克，桔梗15克，麻黄10克，杏仁12克，石膏30克。

加减：大便不通加枳实15克，大黄3克；高热加栀子15克，黄芩15克，板蓝根15克；痰鸣喘息加葶苈子10克，桑白皮15克；咳嗽带血加白茅根15克，茜草15克；痰多加鲜竹沥15克，法半夏10克；血瘀加川芎10克，丹参15克。

【用法】每日1剂，水煎分2次服。

【功效】宣肺清热化痰。

【主治】肺炎衣原体肺炎（痰热壅肺证）。

【来源】中药材，2016，39（4）

ꙥ· 化痰清肺汤 ·ꙥ

【组成】鱼腥草20克，败酱草20克，全瓜蒌15克，炙紫苏子10克，桑白皮10克，杏仁10克，黄芪10克，僵蚕10克，射干10克，麻黄5克，桔梗5克，甘草片5克。

【用法】每日1剂，水煎分2次服。

【功效】清热解毒，化痰利肺。

【主治】肺炎衣原体肺炎（痰热壅肺证）。

【来源】中医研究，2019，32（9）

ᩘ᩠ᬭ᩠ᬕ· 清热肃肺方 ·᩠ᬭ᩠ᬕᩘ

【组成】炙麻黄6克，金银花12克，杏仁9克，连翘12克，鱼腥草30克，黄芩6克，蒲公英30克，桑白皮9克，桔梗3克，牛蒡子9克，生甘草3克。

【用法】每日1剂，水煎分2次服。

【功效】清热化痰，肃肺止咳。

【主治】肺炎衣原体肺炎（痰热壅肺证）。

【来源】河南中医，2019，39（8）

ᩘ᩠ᬭ᩠ᬕ· 桑杏清肺汤1 ·᩠ᬭ᩠ᬕᩘ

【组成】桑白皮15克，杏仁12克，连翘12克，石膏30克，鱼腥草20克，黄芩10克，栀子12克，瓜蒌15克，浙贝母15克，桔梗12克，玄参15克，知母10克，生姜3片，大枣3枚，陈皮10克，甘草6克。

【用法】每日1剂，水煎分2次服。

【功效】清热化痰，止咳平喘，兼顾滋阴。

【主治】肺炎衣原体肺炎（痰热壅肺证）。

【来源】河南中医，2018，38（9）

ᩘ᩠ᬭ᩠ᬕ· 桑杏清肺汤2 ·᩠ᬭ᩠ᬕᩘ

【组成】陈皮10克，生姜3片，知母10克，桔梗12克，瓜蒌15克，黄芩10克，石膏30克（先煎），苦杏仁12克，甘草6克，大枣3枚，知母10克，玄参6克，浙贝母15克，栀子12克，干鱼腥草20克，连翘12克，桑白皮15克。

【用法】每日1剂，水煎分2次服。

【功效】化痰宣肺清热。

【主治】肺炎衣原体肺炎（痰热壅肺证）。

【来源】中国民间疗法，2018，26（13）

❧· 化痰逐瘀汤 ·❧

【组成】生地黄10克，桃仁10克，红花6克，炙甘草6克，枳壳10克，赤芍10克，川牛膝10克，金荞麦15克，全瓜蒌10克，薏苡仁10克，浙贝母10克。

【用法】每日1剂，水煎分2次服。

【功效】活血化瘀，清肺化痰。

【主治】肺炎衣原体肺炎。

【来源】光明中医，2018，33（9）

❧· 止嗽理肺汤 ·❧

【组成】蜜麻黄6克，荆芥10克，黄芩10克，三叶青20克，浙贝母10克，炙款冬花10克，前胡10克，桔梗6克，化橘红10克，甘草6克。

加减：风热犯肺证加生石膏（先煎）30克，芦根24克；外寒内热证加防风10克，羌活6克；痰热壅肺证加鱼腥草（后下）、金荞麦各30克；痰浊阻肺证加茯苓12克，姜半夏8克；咽痛加用牛蒡子10克，金果榄20克；鼻塞流涕加用辛夷15克，白芷10克；后期阴虚，加用玄参、麦冬各10克等。

【用法】每日1剂，水煎分2次服。

【功效】清热理气宣肺。

【主治】肺炎衣原体肺炎。

【来源】浙江中西医结合杂志，2017，27（11）

～· 清热宣肺组方 ·～

【组成】生石膏（先煎）30克，炙麻黄9克，杏仁12克，生甘草6克，栀子9克，黄芩9克，浙贝母10克，鱼腥草30克。

【用法】每日1剂，水煎分2次服。

【功效】辛凉宣肺，清热化痰。

【主治】肺炎衣原体肺炎（痰热壅肺证）。

【来源】世界最新医学信息文摘，2016，16（81）

～· 清瘟败毒饮 ·～

【组成】石膏30克，生地黄15克，黄连15克，栀子15克，黄芩15克，知母15克，赤芍10克，桔梗15克，玄参10克，牡丹皮10克，连翘15克，甘草6克，淡竹叶15克。

【用法】每日1剂，水煎分2次服。

【功效】清热解毒。

【主治】肺炎衣原体肺炎（风温肺热证）。

【来源】临床医药文献电子杂志，2020，7（8）

～· 宣肺化痰方 ·～

【组成】麻黄4克，杏仁10克，桔梗5克，炙甘草5克，射干10克，前胡10克，僵蚕10克，浙贝母10克，炙蜈蚣3克，蛤壳15克。

加减：若兼鼻痒，喷嚏，多清涕，加用细辛3克，辛夷10克，紫苏叶10克；兼咯吐黄稠痰，舌苔黄，加鱼腥草30克，桑白皮15克；见咽喉干燥，口干，痰少质黏如丝，舌苔薄干，脉细数，加南沙参12克，玄参10克。

【用法】每日1剂，水煎分2次服。

【功效】宣肺化痰。

【主治】肺炎衣原体肺炎。

【来源】大医生，2017（3）

∽·加味陈平汤·∾

【组成】陈皮10克，法半夏15克，茯苓15克，苍术10克，厚朴10克，杏仁10克（后下），紫菀10克，百部10克，丹参10克，川芎12克，甘草6克。

【用法】每日1剂，水煎分2次服。

【功效】燥湿化痰，止咳化瘀。

【主治】肺炎衣原体肺炎（痰湿阻肺夹瘀证）。

【来源】中国实验方剂学杂志，2017，23（5）

∽·清热化痰方·∾

【组成】麻黄10克，杏仁10克，黄芩10克，石膏30克，鱼腥草30克，前胡15克，百部15克，桔梗10克，贝母10克。

加减：喘甚者加葶苈子10克，款冬花10克；痰多不易咯出者加瓜蒌皮15克，半夏15克；咯浓痰者加薏苡仁30克，芦根30克。

【用法】每日1剂，水煎分2次服。

【功效】清热解毒，止咳化痰。

【主治】肺炎衣原体肺炎（痰热阻肺证）。

【来源】临床医药文献电子杂志，2017，4（3）

∽·清热解毒汤·∾

【组成】麻黄10克，葶苈子10克，苦杏仁12克，法半夏12克，石膏30克，鱼腥草30克，瓜蒌30克，栀子15克，桔梗15克，金银花15克，黄芩15克，鲜竹沥15克，茯苓20克，党参20克，甘草9克。

【用法】每日1剂，水煎分2次服。

【功效】清热解毒，祛痰止咳。

【主治】肺炎衣原体肺炎（痰热壅盛证）。

【来源】中医药临床杂志，2017，29（8）

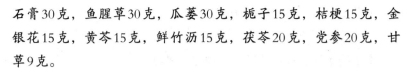

竹叶石膏汤合麦门冬汤

【组成】竹叶10克，石膏20克，西洋参10克，麦冬15克，沙参10克，杏仁10克，法半夏10克，甘草10克，薏苡仁15克，山药15克，桑白皮15克，桃仁10克，白前10克，冬瓜仁15克。

加减：气虚明显者，加黄芪、党参；阴虚内热明显者，加地骨皮、银柴胡；痰色白而多者，加三子养亲汤；痰黄稠难咳者，加胆南星、黄芩、鱼腥草；胸闷明显者，加瓜蒌、枳壳；胸痛者，加丹参、红花。

【用法】每日1剂，水煎分2次服。

【功效】清热养阴，益气和胃，化痰止咳。

【主治】肺炎衣原体肺炎（肺胃阴虚，虚火上炎证）。

【来源】四川中医，2017，35（2）

补肺消炎方

【组成】生黄芪10克，生地黄15克，茯苓20克，防风10克，柴胡10克，黄芩10克，青蒿30克，鱼腥草30克，芦根30克。

加减：痰多者加法半夏10克，陈皮10克；胸闷、胸痛者加瓜蒌10克，薤白10克；乏力、气短者加太子参15克。

【用法】每日1剂，水煎分2次服。

【功效】健脾益气，滋补阴液。

【主治】肺炎衣原体肺炎（痰湿蕴肺证）。

【来源】中华中医药杂志，2019，34（1）

❦· 泻肺化痰汤 ·❧

【组成】鱼腥草20克，金荞麦20克，桑白皮15克，黄芩15克，浙贝母15克，瓜蒌15克，丹参15克，地龙15克，桔梗10克，海蛤壳10克，杏仁10克，赤芍10克，冬瓜仁10克，甘草10克。

【用法】每日1剂，水煎分2次服。

【功效】清热泻肺，化痰止咳，解毒化瘀，宣肺通腑。

【主治】肺炎衣原体肺炎（痰热壅肺证）。

【来源】中国中医药科技，2020，27（3）

❦· 麻杏地芩汤 ·❧

【组成】桑白皮10克，黄芩10克，杏仁10克，浙贝母10克，桔梗10克，地龙10克，瓜蒌皮10克，前胡10克，鱼腥草15克，麻黄5克，甘草5克。

【用法】每日1剂，水煎分2次服。

【功效】发汗解表，宣肺平喘，清热化痰。

【主治】肺炎衣原体肺炎（痰热蕴肺证）。

【来源】世界最新医学信息文摘，2019，19（92）

❦· 银翘白虎汤加减 ·❧

【组成】金银花15克，连翘15克，桔梗10克，薄荷10克，芦根10克，竹叶10克，生甘草6克，淡豆豉10克，牛蒡子10克，知母10克，石膏15克，太子参15克，麦冬10克，粳米6克。

加减：咳嗽甚者，加紫菀10克，款冬花10克；痰多气急者，加葶苈子10克，枇杷叶10克；痰中带血者，加三七粉5克，白茅根10克；胃纳差者，加谷、麦芽各10克；大便难解者，加大黄6克，川厚朴10克。

【用法】每日1剂，水煎分2次服。

【功效】清肺透表，化痰生津。

【主治】肺炎衣原体肺炎（痰热壅肺证）。

【来源】四川中医，2018，36（8）

·宣肺化痰方·

【组成】桑白皮15克，法半夏15克，鱼腥草20克，苦杏仁15克，麻黄15克，橘红10克，枳壳10克，浙贝母15克，甘草10克，瓜蒌皮15克，冬瓜仁20克，地龙20克。

【用法】每日1剂，水煎分2次服。

【功效】清热化痰，宣肺止咳。

【主治】肺炎衣原体肺炎（痰热证）。

【来源】中医临床研究，2019，11（10）

·经验方·

【组成】丹参15克，川芎15克，当归10克，红花10克，桃仁10克，姜黄10克。

【用法】每日1剂，水煎分2次服。

【功效】活血化瘀。

【主治】肺炎衣原体肺炎（痰瘀阻肺证）。

【来源】现代诊断与治疗，2020，31（1）

第二节 外用方

雾化吸入方1

【组成】麻黄、桂枝、白芍各3克,鱼腥草、白毛夏枯草、鹅不食草、赤芍各10克,桔梗、细辛各2克。

【用法】诸药加水浓煎至50毫升备用。每次取10毫升药液超声雾化吸入,6~8小时治疗1次,每日2次,连用6日。

【功效】清热宣肺,化痰平喘,凉血散瘀,祛风解表。

【主治】肺炎。

【来源】《小儿肺炎基础研究与中医临证思维》

雾化吸入方2

【组成】穿心莲、贯众、射干、板蓝根、鱼腥草各12克,莪术、丹参各15克,地龙、麻黄、柴胡、黄芩、僵蚕各10克。

【用法】诸药加水浓煎至100~150毫升备用。每次取20毫升药液超声雾化吸入,每次治疗15~30分钟,每日2~3次,连用6日。

【功效】退热平喘,宣肺止咳。

【主治】肺炎。

【来源】《小儿肺炎基础研究与中医临证思维》

泄浊祛瘀化痰方

【组成】大黄5克,丹参15克,三七3克,石菖蒲15克,败酱草20克。

【用法】水煎煮,保留灌肠。

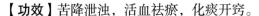

【**功效**】苦降泄浊，活血祛瘀，化痰开窍。

【**主治**】肺炎衣原体肺炎（痰热壅肺证、浊闭腑实证）。

【**来源**】中国中医急症，2019，28（4）

第十章 病毒性肺炎

病毒性肺炎是一种常见病、多发病，一年四季都有发生，但以冬春两季较为流行。据不完全统计，中国每年有800~1000万病毒性肺炎患者。本病常见病原体为流感病毒、麻疹病毒、腺病毒、呼吸道合胞病毒、巨细胞病毒等。

临床上主要表现为头痛、发热、干咳、全身酸痛及肺浸润等，患儿病情进展情况则与病毒毒力、感染途径及宿主年龄、免疫功能状态等因素有密切关系。现阶段对于病毒性肺炎多以抗病毒、糖皮质激素治疗及对症支持为主。利巴韦林又称为病毒唑，对多种RNA、DNA病毒有抑制功能，然而单纯应用利巴韦林抗病不良作用较大，治疗上也具有一定局限性。

病毒性肺炎属中医学"外感咳嗽""肺热喘咳""风温"等病范畴。

第一节 内服方

安宫牛黄丸

【组成】牛黄、水牛角浓缩粉、麝香、珍珠、朱砂、雄黄、黄连、黄芩、栀子、郁金、冰片。

【用法】口服，每次1丸（3克），每日1次。

【功效】清热解毒，豁痰开窍。

【主治】病毒性肺炎（邪热内陷证）。

【来源】《温病条辨》

扶正解毒方

【组成】黄芩15克，连翘15克，败酱草30克，薏苡仁30克，西洋参6克，赤芍15克，瓜蒌30克，漏芦15克。

【用法】每日1剂，水煎分2次服。

【功效】清热解毒，祛痰消肿，补气散瘀。

【主治】病毒性肺炎（痰瘀阻络证）。

【来源】环球中医药，2020，13（4）

岗藿抗感汤

【组成】岗梅根20克，广藿香20克，黄芩15克，荆芥15克，防风15克，柴胡15克，金银花15克，连翘15克，羌活15克。

【用法】每日1剂，水煎分2次服。

【功效】祛风邪，化毒浊。

【主治】病毒性肺炎。

【来源】现代中西医结合杂志，2018，27（29）

蒿芩清胆汤加减

【组成】青蒿4.5~6克，黄芩4.5~9克，竹茹9克，半夏4.5克，枳壳4.5克，陈皮4.5克，茯苓9克，碧玉散（滑石、甘草、青黛）3克。

【用法】每日1剂，水煎分2次服。

【功效】泻热除湿。

【主治】病毒性肺炎（湿热并重证）。

【来源】中西医结合研究，2020，12（1）

ᕯ · 加味麻杏石甘汤 · ᕯ

【组成】麻黄1~3克，杏仁3~6克，石膏10~15克，甘草3克，艾叶10克，黄芩5~10克，板蓝根10~20克，鱼腥草10~20克。

加减：双肺湿啰音重者酌加葶苈子、射干、法半夏；干咳者加桔梗、南沙参；无发热，咳甚，痰白清稀者减石膏，酌加紫菀、百部、矮地茶、枇杷叶；禀赋弱者加黄芪。

【用法】每日1剂，水煎分4次服。

【功效】清肺化痰，祛邪宣肺。

【主治】病毒性肺炎（外邪闭肺，肺失宣肃证）。

【来源】贵阳中医学院学报，2005，27（4）

ᕯ · 健脾益肺汤 · ᕯ

【组成】太子参10克，白术10克，茯苓8克，黄芪8克，苦杏仁8克，陈皮8克，川贝母8克，炙甘草6克，五味子6克，紫苏子5克，制半夏5克，百部5克，橘红5克。

加减：多汗者加煅龙骨、煅牡蛎、浮小麦；咳嗽者加紫菀、款冬花；汗出不温者加桂枝、白芍；食欲不振或乳食停滞者加焦山楂、炒谷芽、炒麦芽、槟榔；痰涎内盛者加胆南星、白附子；久泻不止者加炒白扁豆、山药、煨诃子。

【用法】剂量随年龄增减。每日1剂，水煎2次，混合浓缩药液至150~250毫升，分数次温服。

【功效】益气健脾，培土生金。

【主治】病毒性肺炎（肺失滋养，脾失健运证）。

【来源】新中医，2008，40（2）

ᕯ · 解毒利肺汤 · ᕯ

【组成】连翘9克，金银花9克，野菊花9克，黄芩9克，板蓝

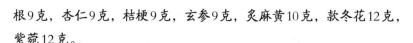

根9克，杏仁9克，桔梗9克，玄参9克，炙麻黄10克，款冬花12克，紫菀12克。

加减：属风热者加桑叶10克，芦根10克；痰热者加浙贝母9克，瓜蒌9克。

【用法】每日1剂，水煎分2次服。

【功效】清解热毒，宣肺止咳。

【主治】病毒性肺炎（肺气郁闭，热毒内盛证）。

【来源】海南医学院学报，2016，22（15）

·解毒清肺汤·

【组成】鱼腥草10~15克，金银花5~10克，连翘5~10克，瓜蒌4~10克，枇杷叶3~5克，罗汉果5~10克，厚朴3~6克，枳实3~6克，桔梗3~5克，法半夏2~5克，浙贝母3~5克，甘草3~5克。

【用法】每日1剂，水煎分2次服。

【功效】清热解毒，祛痰止咳，降气平喘。

【主治】病毒性肺炎。

【来源】中国中医药科技，2018，25（3）

·解肺汤·

【组成】连翘3~6克，郁金3~6克，杏仁3~6克，瓜蒌10~15克，生石膏8~21克，桔梗3~6克，葶苈子3~6克，升麻3~6克，葛根3~6克，薄荷3~6克，石菖蒲2~3克，大腹皮2~3克。

【用法】每日1剂，水煎分2次服。

【功效】宣肺化痰。

【主治】病毒性肺炎。

【来源】河北中医，1998，20（5）

银翘散加减1

【组成】金银花24克，连翘12克，薄荷6克，牛蒡子9克，竹叶6克，生石膏24克，玄参12克，黄芩6克，沙参9克，贝母12克，天花粉9克，瓜蒌皮9克，《局方》至宝丹2丸。

加减：发热无汗，口渴欲饮，喘憋痰黏，上方去薄荷、牛蒡子、瓜蒌皮，加生地黄12克，水牛角6克，高丽参3克，生梨2枚。

【用法】每日1剂，水煎分2次服。至宝丹2丸分4次服。

【功效】辛凉清解，开肺达邪。

【主治】病毒性肺炎（肺胃蕴热，内闭侵营证）。

【来源】《金厚如儿科临床经验集》

银翘散加减2

【组成】金银花24克，连翘16克，鲜生地黄15克，玄参9克，甘草6克，滑石9克，菖蒲4.5克，天花粉9克，竹叶6克，黄芩6克，瓜蒌皮9克，枇杷叶9克，《局方》至宝丹2丸。

【用法】每日1剂，水煎分2次服。至宝丹2丸分4次服。

【功效】辛凉开肺，甘寒养阴，肃肺达邪。

【主治】病毒性肺炎（热盛阴虚，肺脾两伤证）。

【来源】《金厚如儿科临床经验集》

麻杏石甘汤合栀子豉汤加减

【组成】鲜芦根、鲜白茅根各30克，焦栀子6克，豆豉6克，麻黄0.9克，杏仁9克，生石膏18克，银花15克，连翘9克，沙参9克，玄参6克，生龟甲9克。

【用法】每日1剂，水煎分2次服。

【功效】清化蕴热，透邪展气，养阴滋潜。

【主治】病毒性肺炎（内有蕴热，外感风邪）。

【来源】《金厚如儿科临床经验集》

· 麻杏石甘汤加味 ·

【组成】炙麻黄8克，杏仁10克，生石膏30克（先煎），辛夷5克（布包），桔梗10克，浙贝母15克，芦根10克，金银花30克，蝉衣3克，鱼腥草15克，炙枇杷叶10克，生甘草3克。

【用法】每日1剂，水煎分2次服。

【功效】宣肺清热，止咳化痰。

【主治】病毒性肺炎（邪热壅肺证）。

【来源】世界中西医结合杂志，2013，8（2）

· 小柴胡汤加减 ·

【组成】柴胡9克，黄芩9克，法半夏9克，太子参10克，甘草9克，草豆蔻6克，厚朴6克，茯苓15克，藿香10克，陈皮9克，皂角刺10克，桃仁9克，葶苈子15克，麻黄9克，苦杏仁9克，石膏20克，天花粉15克。

【用法】每日1剂，水煎分2次服。

【功效】和解少阳，化湿透热。

【主治】病毒性肺炎（少阳湿热证）。

【来源】天津中医药，2020，37（2）

· 麻杏石甘汤合银翘散加减 ·

【组成】麻黄6克，苦杏仁9克，石膏20克，甘草9克，桔梗9克，金银花20克，连翘20克，芦根20克，牛蒡子9克，淡竹叶9克，鱼腥草20克，柴胡9克，法半夏9克，大枣9克，太子参15克，知母10克，天花粉15克，藿香9克，石菖蒲9克，草豆蔻6克。

【用法】每日1剂，水煎分2次服。

【功效】清热宣肺化湿兼养阴。

【主治】病毒性肺炎（肺热夹湿证）。

【来源】天津中医药，2020，37（2）

麻杏石甘汤合升降散加减

【组成】麻黄6克，杏仁6克，生石膏30克，蝉衣6克，僵蚕10克，瓜蒌皮10克，瓜蒌仁10克，莱菔子10克，连翘10克，炙甘草6克。

【用法】每日1剂，水煎分2次服。

【功效】辛凉宣透，升清降浊，调畅气机。

【主治】病毒性肺炎。

【来源】实用临床医药杂志，2015，19（24）

羌活佩兰汤

【组成】羌活12克，佩兰12克，石菖蒲9克，木通12克，威灵仙9克，藿香12克。

【用法】每日1剂，水煎分2次服。

【功效】散寒祛湿，辟秽化浊。

【主治】病毒性肺炎（寒湿痰浊证）。

【来源】中国中医急症，2013，22（3）

清热解毒宣肺汤

【组成】黄芩9克，连翘6克，金银花6克，桑白皮9克，荆芥

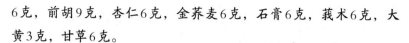

6克，前胡9克，杏仁6克，金荞麦6克，石膏6克，莪术6克，大黄3克，甘草6克。

加减：咳嗽伴有痰多症状者可加半夏、瓜蒌；饮食不良者可加神曲、麦芽；口干发苦者可加栀子；胸满胃胀者可加炒莱菔子。

【用法】每日1剂，水煎分3次服，<2岁，每日50毫升；2~5岁，每日100毫升；>5岁，每日150毫升。

【功效】清热解毒，宣肺止咳平喘。

【主治】病毒性肺炎。

【来源】中国中医药科技，2017，24（6）

·三仁汤·

【组成】杏仁15克，半夏15克，滑石18克，生薏苡仁18克，通草6克，白豆蔻6克，竹叶6克，厚朴6克。

【用法】每日1剂，水煎分2次服。

【功效】宣上，畅中，渗下。

【主治】病毒性肺炎（湿热咳喘证）。

【来源】中华中医药学刊，2019，37（6）

·新冠经验方1·

【组成】香附12克，枳壳12克，鱼腥草20克，焦三仙各15克，苍术10克，厚朴10克，法半夏10克，藿香10克，黄芩10克，陈皮6克，草果6克，生甘草6克，炙麻黄6克，杏仁6克。

【用法】每日1剂，水煎分2次服。

【功效】宣肺解郁，化湿和胃。

【主治】病毒性肺炎（湿毒郁肺证）。

【来源】陕西中医，2020，41（5）

新冠经验方2

【组成】生石膏18克，焦三仙各15克，连翘15克，鱼腥草30克，芦根30克，厚朴12克，香附12克，杏仁10克，黄芩10克，射干10克，生甘草6克，草果6克，炙麻黄6克。

【用法】每日1剂，水煎分2次服。

【功效】清热解毒，宣肺解郁，化湿和胃。

【主治】病毒性肺炎（湿热郁肺证）。

【来源】陕西中医，2020，41（5）

射干兜铃汤

【组成】薄荷70克，桑叶300克，桔梗50克，枳壳70克，野菊花300克，金银花300克，射干100克，天花粉100克，玄参150克，平贝母150克，紫菀（蜜炙）120克，大青叶500克。

【用法】以上药物加净水煎2次（第1次加净水3000毫升，第2次加净水2000毫升），合并煎液，过滤去渣，再加热浓缩至2000毫升，兑入冰糖100克，融化，装瓶备用。每瓶200毫升，冰箱贮藏，随制随用。口服，每日3次，1岁以下，每次10毫升；1~3岁，每次20毫升；3~6岁，每次30毫升。

【功效】清热解毒，润降化痰。

【主治】病毒性肺炎（肺热痰浊证）。

【来源】中外妇儿健康，2011，19（8）

升降散加味

【组成】僵蚕15克，姜黄10克，蜂蜜20克，大黄3克，鱼腥草30克，黄芩15克，桔梗10克，虎杖、贯众各15克。

加减：高热严重者加紫雪丹；痰多者加海浮石10克；咳嗽严

重者加炙紫菀子5克。

【用法】每日1剂，水煎分2次服。

【功效】升清降浊，清热抗毒。

【主治】病毒性肺炎。

【来源】中国现代药物应用，2017，11（4）

⋙· 葶苈大枣泻肺汤加味 ·⋘

【组成】葶苈子9克，金银花9克，大枣4枚，车前子6克，麻黄6克，射干6克，地龙5克，鱼腥草10克。

加减：口唇发绀严重者加丹参6克；高热不退者加蝉蜕4克，生石膏9克；大便干结者加桑白皮9克，瓜蒌仁10克。

【用法】每日1剂，水煎分2次服。

【功效】清热解毒，化痰止咳平喘。

【主治】病毒性肺炎（痰热袭肺，肺气郁闭证）。

【来源】湖北中医杂志，2003，25（6）

⋙· 犀角地黄汤合银翘散 ·⋘

【组成】生地黄30克，水牛角30克，芍药12克，连翘9克，金银花9克，牡丹皮9克，牛蒡子9克，薄荷6克，桔梗6克，竹叶4克，淡豆豉5克，荆芥穗5克，生甘草5克。

【用法】每日1剂，水煎分2次服。

【功效】清热解毒，凉营消瘀。

【主治】病毒性肺炎（热伤营血证）。

【来源】世界中西医结合杂志，2018，13（4）

⋙· 麻杏石甘汤合大柴胡汤化裁 ·⋘

【组成】炙麻黄8克，杏仁10克，石膏40克，炙甘草9克，柴胡10克，黄芩10克，半夏6克，大黄4克，枳实6克，白芍10克，金银花15克，连翘10克，白豆蔻10克，藿香10克，芦根20克。

【用法】每日1剂，水煎分2次服。

【功效】宣肺清热平喘。

【主治】病毒性肺炎（湿毒闭肺证）。

【来源】长治医学院学报，2020，34（1）

甘露消毒丹加减

【组成】藿香10克，白豆蔻15克，茵陈10克，黄芩10克，连翘20克，浙贝母15克，菖蒲10克，芦根20克，薏苡仁10克，冬瓜子20克，牡丹皮20克，金银花15克，白术30克，柴胡6克。

【用法】每日1剂，水煎分2次服。

【功效】分消湿热。

【主治】病毒性肺炎（湿热蕴肺证）。

【来源】长治医学院学报，2020，34（1）

藿香正气散合柴平汤化裁

【组成】藿香10克，厚朴10克，陈皮10克，茯苓15克，炙甘草9克，柴胡10克，黄芩6克，半夏6克，党参10克，杏仁6克，白豆蔻12克，栀子6克，石斛10克，生姜5片。

【用法】每日1剂，水煎分2次服。

【功效】祛除寒湿。

【主治】病毒性肺炎（寒湿郁肺证）。

【来源】长治医学院学报，2020，34（1）

麻黄杏仁薏苡甘草汤

【组成】生麻黄10克，杏仁10克，生薏苡仁12克，炙甘草6克，荆芥6克，紫苏叶6克，茯苓15克。

【用法】每日1剂，水煎分2次服。

【功效】辛宣化散。

【主治】病毒性肺炎（初入气分证）。

【来源】天津中医药，2020，37（3）

·· 清热平喘汤 ··

【组成】金银花15克，麻黄15克，厚朴10克，柴胡10克，陈皮10克，苦杏仁10克，紫苏叶10克，石膏5克，白矾5克，甘草5克。

【用法】每日1剂，水煎分2次服。

【功效】清热平喘，补肺止咳。

【主治】病毒性肺炎（风热闭肺证）。

【来源】现代中医药，2019，39（4）

·· 银翘白虎汤合泻白散加减 ··

【组成】金银花30克，连翘10克，大青叶15克，鱼腥草30克，板蓝根30克，知母10克，石膏30克，桑白皮15克，地骨皮10克，生地黄10克，牡丹皮10克。

加减：咳嗽较剧者加前胡10克，杏仁10克，紫菀10克，浙贝母10克。

【用法】每日1剂，水煎分2次服。

【功效】清解肺胃，凉血解毒。

【主治】病毒性肺炎（肺胃热盛证）。

【来源】河北中医，2013，35（3）

竹叶石膏汤合养阴清肺汤加减

【组成】竹叶15克，石膏15克，太子参10克，牡丹皮10克，生地黄10克，麦冬10克，川贝母10克，玄参10克，沙参10克，玉竹10克，甘草10克。

【用法】每日1剂，水煎分2次服。

【功效】滋养肺胃，清退余邪。

【主治】病毒性肺炎（肺胃阴伤证）。

【来源】河北中医，2013，35（3）

桑菊饮合葱豉汤加减

【组成】桑叶10克，菊花10克，杏仁7.5克，桔梗5克，薄荷3.5克，甘草2.5克，连翘7.5克，苇根25克，僵蚕7.5克，牛蒡子7.5克，葱白2寸，淡豆豉10克。

加减：苔黄加黄芩5克；舌红无苔，加玄参10克，麦冬10克，郁金5克，竹叶7.5克；表闭抽风，加钩藤7.5克，蝉衣5克。

【用法】每日1剂，水煎分2次服。

【功效】疏风清热，通阳宣肺。

【主治】病毒性肺炎（风热上受证）。

【来源】《蒲辅周医疗经验》

杏苏散合葱豉汤加减

【组成】紫苏叶5克，杏仁7.5克，前胡5克，桔梗5克，半夏5克，茯苓10克，陈皮5克，甘草2.5克，枳壳5克，生姜2片，大枣2枚，淡豆豉15克，葱白2寸。

加减：腹满加山楂5克，麦芽10克，去甘草、大枣；体虚加沙参10克。

【用法】每日1剂，水煎分2次服。

【功效】温散风寒，宣肺化痰。

【主治】病毒性肺炎（风寒袭肺证）。

【来源】《蒲辅周医疗经验》

～・ 香薷饮加减 ・～

【组成】香薷5克，银花连叶10克，连翘7.5克，扁豆花10克，僵蚕5克，藿香5克，葱白3寸。

加减：热甚心烦，尿少而黄，加黄连2.5克，六一散10克；湿甚腹满作泄，加茯苓10克，木瓜5克。

【用法】每日1剂，水煎分2次服。

【功效】祛暑解表，宣肺祛风。

【主治】病毒性肺炎（暑风伤肺证）。

【来源】《蒲辅周医疗经验》

～・ 麻杏石甘汤加味 ・～

【组成】麻黄5克，杏仁10克，生石膏20克，甘草5克，炒紫苏子5克。

加减：喘重痰多者加葶苈子5克；津伤口渴者加玉竹10克，天花粉10克；正虚神昏者加西洋参5克，菖蒲5克；表闭抽风者加钩藤10克，僵蚕7.5克，蝉衣3.5克。

【用法】每日1剂，水煎分2次服。

【功效】辛凉宣泄，清肺平喘，表里双解。

【主治】病毒性肺炎（表寒里热证）。

【来源】《蒲辅周医疗经验》

射干麻黄汤加减

【组成】射干3.5克，麻黄2.5克，细辛2.5克，五味子30枚，生姜2片，法半夏10克，紫菀4克，款冬花4克，大枣4枚。

【用法】每日1剂，水煎分2次服。

【功效】宣肺散寒，化饮解表。

【主治】病毒性肺炎（外寒内饮证）。

【来源】《蒲辅周医疗经验》

葛根芩连汤加味

【组成】葛根10克，黄芩3.5克，黄连2.5克，甘草5克。

加减：无汗，加葱白2寸；虚烦，加淡豆豉15克，栀子5克；营卫不调，加生姜2片，大枣2枚。

【用法】每日1剂，水煎分2次服。

【功效】解表清里。

【主治】病毒性肺炎（表实下利证）。

【来源】《蒲辅周医疗经验》

王氏清暑益气汤加减

【组成】西洋参7.5克，黄连2.5克，麦冬5克，竹叶7.5克，鲜芦根25克，牛黄散2.5克。

加减：无汗，加淡豆豉15克。

【用法】每日1剂，水煎分2次服。

【功效】清暑益气。

【主治】病毒性肺炎（暑伤肺气证）。

【来源】《蒲辅周医疗经验》

～·经验方1·～

【组成】柴胡6克，前胡10克，川芎8克，枳壳6克，羌活8克，独活8克，茯苓10克，桔梗10克，薄荷5克（后下），太子参20克，甘草3克，生姜3片。

【用法】每日1剂，水煎分2次服。

【功效】解表散寒祛湿。

【主治】病毒性肺炎（风寒挟湿证）。

【来源】江西中医药，1983（5）

～·经验方2·～

【组成】金银花8克，连翘8克，桑白皮8克，芦根8克，天花粉6克，薄荷3克，板蓝根8克，黄芩8克，知母6克，泽泻4克，甘草2克。

【用法】每日1剂，水煎分2次服。

【功效】疏风清热。

【主治】病毒性肺炎（风热犯肺证）。

【来源】江西中医药，1983（5）

～·经验方3·～

【组成】西洋参5克（煎水代茶频饮），北沙参20克，生地黄20克，玄参12克，白芍12克，麦冬12克，紫菀12克，贝母6克，牡丹皮6克，黄芩10克，郁金6克，甘草3克。

【用法】每日1剂，水煎分2次服。

【功效】益气生津，清养肺胃。

【主治】病毒性肺炎（燥伤肺胃证）。

【来源】江西中医药，1983（5）

✦ 经验方4 ✦

【组成】大青叶10克，板蓝根10克，金银花10克，连翘10克，野菊花10克，甘草5克，川贝母4克，桔梗10克，麻黄6克，苦杏仁10克，紫菀10克，款冬花10克，蝉蜕10克，生地黄10克，玄参10克，枇杷叶10克。

【用法】每日1剂，水煎分2次服。

【功效】清肺化痰，止咳平喘。

【主治】病毒性肺炎（痰热闭肺证）。

【来源】实用中医内科杂志，2015，29（1）

第二节　外用方

✦ 贴敷方1 ✦

【组成】大黄15~30克，芒硝15~30克，大蒜15~30克。

【用法】诸药碾成细末拌匀，然后加适量醋，再加温开水调匀，均匀涂摊于大小适中的纱布块（4~5层）上，敷贴于胸部，再用绷带包扎即可。每日换药1次，连用3日。

【功效】清热解毒，清宣肺热，清心开窍。

【主治】病毒性肺炎。

【来源】《怎样保养你的肺》

✦ 贴敷方2 ✦

【组成】大黄、黄芩、黄连各10克。

【用法】诸药研末，用热酒调成糊状。将糊状药物涂敷在前胸剑突部。每日换药1次，每次2小时，连用3日。

【功效】清热解毒，清宣肺热，清心开窍。

【主治】病毒性肺炎。

【来源】《小儿肺炎基础研究与中医临证思维》

～・ 贴敷方3 ・～

【组成】枳实、川大黄各9克，侧柏叶30克，生姜15克，青萝卜、葱白、黄酒各适量。

【用法】诸药捣碎备用。将糊状药物涂敷在胸口。每日换药1次，每次2小时，连用3日。

【功效】破气除胀，解毒散瘀，解表祛痰。

【主治】病毒性肺炎。

【来源】《小儿肺炎基础研究与中医临证思维》

～・ 贴敷方4 ・～

【组成】白芥子、面粉各30克。

【用法】诸药碾成细末拌匀，然后加适量水调成半稀的浆糊状。先将患者胸背部涂上一层薄凡士林，再将药物均匀涂摊于大小适中的纱布块（4~5层）上，敷贴于肺俞穴或啰音处，再用绷带包扎即可。每日换药1次，每次15分钟，连用3日。

【功效】清热解毒，清宣肺热，清心开窍。

【主治】病毒性肺炎。

【来源】《小儿肺炎临床诊疗》

～・ 贴敷方5 ・～

【组成】大黄、芒硝、大蒜各15~30克。

【用法】将大黄、芒硝压成粉，大蒜捣成泥，共拌成糊状。先将患者胸背部涂上一层薄凡士林，再将药物均匀涂摊于大小适中的纱布块（4~5层）上，敷贴于肺俞穴或啰音处，再用绷带包扎即可。每日换药1次，每次15分钟，连用3日。

【功效】清热解毒，清宣肺热，消散瘀滞。

【主治】病毒性肺炎。

【来源】《小儿病毒性肺炎》

·贴敷方6·

【组成】麻黄、葶苈子、芒硝、蒜泥。

【用法】前3味制粉，4味药按1∶2∶1∶2比例混合，加凡士林调制均匀制成膏剂。将膏剂贴敷肺腧、定喘、膏肓穴及阿是穴。每日1次，每次20分钟，连用7日。

【功效】疏通经络，调理气血，调和阴阳。

【主治】病毒性肺炎。

【来源】《小儿肺炎基础研究与中医临证思维》

·贴敷方7·

【组成】肉桂、丁香、川乌、草乌、乳香、没药各15克，当归、川芎、赤芍、透骨草各30克。

加减：高热、气喘加黄芩、黄连、大黄各10克。

【用法】诸药碾成细末拌匀，然后加适量凡士林调匀，均匀涂摊于大小适中的纱布块（4~5层）上，敷贴于肺俞穴或啰音处，再用绷带包扎即可。每日换药1次，每次2小时，连用7日。

【功效】清热解毒，清宣肺热，清心开窍。

【主治】病毒性肺炎。

【来源】《呼吸内科中西医诊疗学》

❧·贴敷方 8·❧

【组成】桃仁60克，栀子18克，杏仁、白芥子、胡椒、麻黄各6克，细辛3克，糯米5克。

【用法】诸药研末，鸡蛋清调糊备用。将糊状药物贴敷涌泉穴或足背对应部位。每日换药1次，每次2小时，连用3日。

【功效】理气化痰，平喘散瘀。

【主治】病毒性肺炎。

【来源】《小儿肺炎基础研究与中医临证思维》

❧·油敷方·❧

【组成】肉桂12克，丁香18克，乳香、没药、川乌、草乌各15克，红花、当归、川芎、赤芍、透骨草各30克。

【用法】诸药研末，制成10%油膏。将油膏涂敷在胸背部。每日2次，连用5~7日。

【功效】散寒通脉，活血化瘀。

【主治】病毒性肺炎。

【来源】《小儿肺炎基础研究与中医临证思维》

❧·热敷方·❧

【组成】白芥子30克，紫苏子30克，吴茱萸30克，制香附30克，生姜30克，食盐250克。

【用法】诸药翻炒至烫手为度，以稍厚的布包扎备用。将药包敷在患者背部熨烫。每日1次，每次30分钟，连用6日。

【功效】利气祛痰，平喘发表。

【主治】病毒性肺炎。

【来源】《小儿肺炎基础研究与中医临证思维》

·肺炎油膏·

【组成】肉桂12克，丁香18克，川乌15克，草乌15克，乳香15克，没药15克，红花30克，川芎30克，赤芍30克，透骨草30克。

【用法】诸药碾成细末拌匀，加温开水调匀，均匀涂摊于大小适中的纱布块（4~5层）上，敷贴于背部，再用绷带包扎即可。每2日换药1次。

【功效】清热解毒，清宣肺热，清心开窍。

【主治】病毒性肺炎。

【来源】《怎样保养你的肺》

·肺炎膏Ⅱ号·

【组成】生大黄、生黄柏、天花粉、赤芍、甘草、姜黄、僵蚕、白芥子各100克，黄芩、樟脑、冰片各30克，薄荷脑、制乳香、制没药各15克。

【用法】诸药碾成细末拌匀，储存于不透气瓷器内备用。均匀涂摊于大小适中的纱布块（4~5层）上，敷贴于背部，再用绷带包扎即可。每3~5日换药1次。

【功效】清热解毒，清宣肺热，清心开窍。

【主治】病毒性肺炎。

【来源】《小儿病毒性肺炎》

·活血消炎散·

【组成】大黄、乳香、没药、石菖蒲、王不留行各30克，青黛60克。

【用法】诸药碾成细末拌匀，然后加适量鸡蛋清调成糊状备用。将药物均匀涂摊于炎症病灶相应部位的胸壁局部，每日换药1次，每次2小时，连用7日。

【功效】清热解毒，活血散瘀。

【主治】病毒性肺炎波及胸膜者。

【来源】《临床常见肺系疾病的中西医诊治》

·灌肠方·

【组成】制麻黄、杏仁、甘草、石膏、薄荷、桔梗、金银花、连翘、大黄、黄芩、桑白皮各适量。

【用法】诸药加水煎至100毫升备用。将药液取25~35毫升灌入，灌药后卧床30分钟以上，每日1次，连用3日。

【功效】清热解毒，泻热通便。

【主治】病毒性肺炎高热者。

【来源】《病毒性疾病的良方妙法》

·雾化吸入方1·

【组成】麻黄、桂枝、白芍各3克，鱼腥草、白毛夏枯草、鹅不食草、赤芍各10克，桔梗、细辛各2克。

【用法】诸药加水浓煎50毫升备用。每次取10毫升超声雾化吸入，6~8小时治疗1次，每日2次，连用6日。

【功效】清热宣肺，化痰平喘，凉血散瘀，祛风解表。

【主治】病毒性肺炎。

【来源】《小儿肺炎基础研究与中医临证思维》

·雾化吸入方2·

【组成】鱼腥草20克，远志、葶苈子各10克。

【用法】诸药加水煎至400毫升备用。分2~4次超声雾化吸入，6~8小时治疗1次，每日2次，连用6日。

【功效】清肺祛痰。

【主治】病毒性肺炎。

【来源】《小儿肺炎基础研究与中医临证思维》

❦ · 雾化吸入方3 · ❧

【组成】穿心莲、贯众、射干、板蓝根、鱼腥草各12克，莪术、丹参各15克，地龙、麻黄、柴胡、黄芩、僵蚕各10克。

【用法】诸药加水浓煎至100~150毫升备用。每次20毫升超声雾化吸入，每次治疗15~30分钟，每日2~3次，连用6日。

【功效】退热平喘，宣肺止咳。

【主治】病毒性肺炎。

【来源】《小儿肺炎基础研究与中医临证思维》

❦ · 冰香散 · ❧

【组成】野菊花15克，艾草10克，小茴香10克，冰片1克，广藿香15克。

【用法】加3倍量水，用挥发油提取器提取2次，每次2小时，收集得挥发油1克，雾化吸入。

【功效】疏风清热。

【主治】病毒性肺炎。

【来源】中药新药与临床药理，2016，27（5）

❦ · 清热平喘汤 · ❧

【组成】金银花15克，麻黄15克，苦杏仁10克，厚朴10克，陈皮10克，柴胡10克，紫苏叶10克，石膏5克，白矾5克，甘草5克。

【**用法**】水煎取汁300毫升，分2次雾化吸入，每日1剂。

【**功效**】清热平喘，补肺止咳。

【**主治**】病毒性肺炎（风热闭肺证）。

【**来源**】国医论坛，2017，32（4）

第十一章　肺真菌病

肺部真菌感染是临床上常见的机会性感染之一，近年来发病率呈上升趋势。引起感染的真菌通常为念珠菌、曲霉菌、隐球菌等。感染与机体抵抗力及菌群失调有关。肺部真菌感染主要是由临床上长期使用广谱抗生素所致，少数也与经常使用激素及细胞毒性药物化疗和放疗有关。

随着一系列高效、广谱抗生素的推广及临床上广泛应用，引发真菌感染的机会明显增多。因此，不断促进合理用药，以提高抗菌治疗水平，减少真菌感染是呼吸内科治疗感染过程中需要面对和解决的问题，过去的经验性抗感染治疗观念正在面临严峻的考验。合理使用抗生素是当前亟待解决的问题。对于肺部感染的患者，在抗感染治疗前应做痰培养及药敏试验，根据结果结合患者基础病变等具体情况合理用药。如细菌感染基本控制，应停用抗生素或尽量根据药敏结果选择对患者影响小的窄谱抗生素及中医中药治疗，以减少因大量、长期使用广谱抗生素等不利因素引发肺部真菌感染的机会，提高治愈率，缩短治疗期，减轻患者的经济负担，同时也降低对机体的损害。

肺部真菌感染属中医学"咳嗽""肺痿""肺胀""虚劳""风温""胸痛"等病范畴。

第一节　内服方

❧ · 百丹疏肝方 · ❧

【组成】柴胡10克，香附8克，当归10克，白芍12克，丹参15克，郁金10克，茵陈10克，山楂15克，鸡内金10克，黄芪10克，白术10克，瓜蒌20克，厚朴15克，百合15克，沙参10克，秦艽5克，制大黄（后下）3克。

【用法】每日1剂，水煎分2次服。

【功效】疏肝解郁，宽胸散结，和胃通腑，健脾助肺。

【主治】肺真菌病。

【来源】河北中医，2018，40（8）

❧ · 陈夏六君汤加减 · ❧

【组成】陈皮5克，半夏10克，桔梗10克，党参15克，白术15克，厚朴15克，黄芩15克，黄芪30克，茯苓20克，黄连3克。

加减：痰多色白质稀寒证重者加炙麻黄5克，细辛3克。

【用法】每日1剂，水煎分2次服。

【功效】健脾益肺，燥湿化痰。

【主治】肺真菌病（痰浊壅肺证）。

【来源】实用中医内科杂志，2005，19（2）

❧ · 冬地三黄汤 · ❧

【组成】麦冬30克，黄连9克，黄柏9克，生甘草9克，黄芩9克，玄参12克，金银花露100毫升。

【用法】每日1剂，水煎分2次服。

【功效】泻火解毒，清热化痰，润肺养阴。

【主治】肺真菌病（痰热郁肺证）。

【来源】浙江中医杂志，2017，52（11）

·止咳1号方·

【组成】桑白皮10克，黄芩10克，蒲公英15克，杏仁10克，百部10克，陈皮10克，炙枇杷叶10克，前胡10克，射干10克，桔梗10克，全瓜蒌10克，甘草6克。

加减：痰多加胆南星、土贝母；发热加栀子、青蒿；胸痛加枳壳、薤白、半夏。

【用法】每日1剂，水煎分2次服。

【功效】清肺化痰，润肺止咳

【主治】肺真菌病（痰热郁肺证）。

【来源】实用临床医药杂志，2016，20（15）

·知芩汤·

【组成】黄芩12克，知母10克，黄柏10克，瓜蒌20克，天竺黄15克，葶苈子10克，杏仁10克，桑白皮10克，蒲公英15克，麦冬15克，生地黄15克，沙参15克，厚朴10克，炙甘草6克。

【用法】每日1剂，水煎分2次服。

【功效】清热化痰，滋阴止咳。

【主治】肺真菌病（痰热伤阴证）。

【来源】中国中西医结合杂志，2001，21（5）

· 八珍汤加减 ·

【组成】人参12克，白术12克，茯苓12克，当归15克，川芎10克，白芍10克，熟地黄10克，甘草6克。

加减：咳嗽咳痰者加紫菀10克，桔梗10克；发热者加金银花10克，连翘10克。

【用法】每日1剂，水煎分2次服。

【功效】益气扶正。

【主治】肺真菌病（肺气阴两虚证）。

【来源】中医药导报，2018，24（23）

· 桂枝芍药知母汤加味 ·

【组成】桂枝15克，白芍30克，知母18克，麻黄15克，制附片20克（先煎半小时），白术18克，生姜15克，甘草6克，防风20克，五味子10克，细辛10克。

加减：气喘痰多加莱菔子12克，白芥子10克；咳嗽痰黄加百部20克，黄芩15克；腹泻加儿茶12克；水肿加茯苓45克，车前子15克；心力衰竭加人参10克，麦冬12克，葶苈子15克；兼夹瘀血加丹参15克，三七6克（冲服），红花10克。

【用法】每日1剂，水煎分2次服。

【功效】温阳化饮，散寒祛痰，宣肺补肾，兼清郁热。

【主治】肺真菌病（阳气不足，寒饮犯肺，瘀血阻滞，顽痰内伏，郁而化热证）。

【来源】四川中医，2010，28（11）

· 当归六黄汤加减 ·

【组成】生黄芪45克，当归12克，黄芩10克，黄连6克，生大黄6克，生地黄15克，熟地黄15克，炒白术30克，枳壳12克，石菖蒲24克，车前草15克。

【用法】每日1剂，水煎分2次服。

【功效】益气养阴，清热利湿，行气通便。

【主治】肺真菌病（气阴两虚证）。

【来源】河北中医，2005，27（9）

∽· 加味温胆汤 ·∾

【组成】半夏10克，竹茹10克，枳实10克，陈皮10克，茯苓10克，黄芩15克，瓜蒌15克，桃仁10克，地龙10克，丹参20克，甘草10克。

加减：喉鸣痰涌，喘息难卧者加葶苈子10克，射干10克；气逆痰腥难出者加鱼腥草20克，土贝母10克；口干伤津者加麦冬15克，沙参10克。

【用法】每日1剂，水煎分2次服。

【功效】清热平喘，化痰降逆，标本兼顾。

【主治】肺真菌病（痰热郁肺证）。

【来源】中医学报，2013（8）

∽· 清肺霉汤 ·∾

【组成】黄芪20克，黄连10克，黄芩12克，黄柏10克，知母10克，杏仁10克，麦冬10克，桑白皮10克，蒲公英15克，瓜蒌20克，枇杷叶10克，甘草6克

【用法】每日1剂，水煎分2次服。

【功效】养阴清热，解毒化痰。

【主治】肺真菌病（热毒伤阴证）。

【来源】辽宁中医药大学学报，2011，13（1）

❦ · 清化肃肺汤 · ❧

【组成】鱼腥草15克，土茯苓15克，川贝母10克，桔梗10克，瓜蒌皮10克，苦杏仁10克，法半夏10克，地龙10克，甘草6克。

　　加减：痰热郁肺证加桑白皮、苇茎、天竺黄、黄芩；痰湿蕴肺证加党参、白术、陈皮；肺阴亏虚证加沙参、麦冬、地骨皮。

【用法】每日1剂，水煎分2次服。

【功效】清热解毒，化湿祛痰，肃肺止咳。

【主治】肺念珠菌病。

【来源】新中医，2001，33（6）

❦ · 甘露消毒丹合麻杏石甘汤化裁 · ❧

【组成】炙麻黄6克，生石膏30克，杏仁10克，款冬花10克，紫苏子10克，茵陈10克，藿香10克，白豆蔻6克，石菖蒲10克，六一散20克，黄芩10克，茯苓10克，炒谷芽10克，炒麦芽10克，甘草5克。

【用法】每日1剂，水煎分2次服。

【功效】清热利湿，化痰止咳。

【主治】肺真菌病（湿热并重证）。

【来源】南京中医药大学学报，2012，28（2）

❦ · 二陈平胃散化裁 · ❧

【组成】白豆蔻10克，杏仁10克，黄芪15克，党参15克，佩兰15克，桔梗10克，焦栀子10克，枳壳10克，郁金10克，木香10克。

【用法】每日1剂，水煎分2次服。

【功效】祛湿化痰止咳。

【主治】肺真菌病（痰湿内盛证）。

【来源】亚太传统医药，2019，15（7）

沙参麦冬汤化裁

【组成】川贝母15克，杏仁10克，地骨皮10克。

【用法】每日1剂，水煎分2次服。

【功效】养阴化痰止咳。

【主治】肺真菌病（肺阴亏耗证）。

【来源】亚太传统医药，2019，15（7）

右归饮加减

【组成】肉桂6克，淫羊藿9克，制附子6克，熟地黄12克，山药12克，山茱萸9克，枸杞子9克，当归12克，配以蛤蚧、鹿角。

加减：痰浊盛者减肉桂、制附子、熟地黄、山茱萸至3克，加陈皮9克，法半夏9克，黄芩6克，茯苓15克，川贝母10克；痰多色白质稀，畏寒证重者加桂枝6克，细辛6克；肺燥津伤，痰黏难咳者加百部6克，麦冬6克，地骨皮6克，前胡6克，桔梗6克，瓜蒌12克。

【用法】每剂煎2次，头煎水500毫升，文火煎取汁250毫升，二煎水300毫升，煎取150毫升，二煎混合，服药前将鹿角及蛤蚧研磨为粉，服前各取2克与药汁混合，适量加水文火煎20~30分钟，疗程14~21天。

【功效】温阳补虚化浊。

【主治】肺真菌病。

【来源】实用中医内科杂志，2006，20（4）

金匮肾气丸加减

【组成】熟地黄15克，山药15克，山茱萸15克，菟丝子15克，茯苓10克，砂仁10克，牡丹皮10克，泽泻10克，肉桂10克。

【用法】每日1剂，水煎分2次服。

【功效】温阳补肾。

【主治】肺真菌病（肾阳虚证）。

【来源】四川中医，1992（2）

补中益气汤加减

【组成】黄芪30克，生晒参15克，炙甘草15克，白术10克，当归10克，陈皮6克，升麻6克，柴胡12克，生姜9片，大枣6枚。

加减：血不足者加熟地黄、制何首乌，或加大当归剂量；神疲乏力者加五味子，或加大生晒参剂量；肺热咳嗽者去生晒参。

【用法】每日1剂，水煎分2次服。

【功效】补脾益气，化痰止咳。

【主治】肺真菌病（脾虚气弱证）。

【来源】浙江中医杂志，2015，50（9）

消念固本汤

【组成】桔梗12克，紫菀12克，百部12克，陈皮12克，紫苏梗10克，前胡12克，川贝母12克，党参15克，白术12克，茯苓15克，全瓜蒌10克，炒杏仁10克，生甘草10克。

【用法】上药浸泡30分钟，加水500毫升，文火煎煮30分钟，取汁200~300毫升，每剂煎煮2次，每日分早、晚2次温服。

【功效】化痰止咳，宣肺平喘，补脾益肺。

【主治】肺真菌病（脾肺两虚证）。

【来源】河北中医，2008，30（1）

❧ · 温胆汤加味 · ❧

【组成】半夏15克，竹茹10克，黄芩12克，枇杷叶15克，杏仁15克，陈皮12克，枳实10克，知母15克，地骨皮15克，太子参15克，沙参15克，麦冬15克，甘草6克。

【用法】每日1剂，水煎分2次服。

【功效】清热化痰，益气养阴。

【主治】肺真菌病（内邪干肺，耗伤津液证）。

【来源】中国中医药现代远程教育，2013，11（11）

❧ · 麻杏石甘汤合清气化痰丸加减 · ❧

【组成】麻黄6克，石膏15克（先煎），苦杏仁12克，陈皮12克，瓜蒌仁15克，黄芩10克，茯苓9克，枳实9克，胆南星12克，炙甘草9克。

【用法】每日1剂，水煎分2次服。

【功效】清肺止咳化痰。

【主治】肺真菌病（热毒痰浊证）。

【来源】中华中医药学刊，2012，30（2）

❧ · 止咳固表汤 · ❧

【组成】白前12克，炙百部12克，桔梗10克，紫菀12克，陈皮10克，荆芥6克，细辛3克，生黄芪12克，白术10克，生薏苡仁15克，金银花30克，知母15克，射干12克，炒紫苏子12克，枳壳12克，炒杏仁9克，甘草3克，生姜3片，大枣5枚。

加减：咳嗽剧烈，痰较多可酌情加用川贝母12克，瓜蒌12克，紫菀15克。

【用法】每日1剂，水煎分2次服。

【功效】止咳化痰，健脾益肺。

【主治】肺真菌病（肺脾两虚证）。

【来源】中医药导报，2012，18（6）

·麦冬汤加减·

【组成】苦参15克，瓜蒌15克，桔梗15克，地骨皮15克，桑白皮15克，黄芪15克，党参15克，麦冬30克。

【用法】每日1剂，水煎分2次服。

【功效】清热生津，滋阴润肺。

【主治】肺真菌病（肺燥津伤证）。

【来源】光明中医，2015，30（5）

·经验方1·

【组成】生黄芪120克，陈皮8克。

【用法】浓煎，每日1剂，分3次口服或鼻饲，每次50毫升，疗程10日。

【功效】益气培元，托毒排脓。

【主治】肺真菌病。

【来源】黑龙江中医药，2016（3）

·经验方2·

【组成】金银花30克，芦根20克，连翘20克，条参9克，竹叶

12克，黄芩12克，桔梗12克，甘草10克，川贝母10克，黄连8克。

【用法】每日1剂，水煎分2次服。

【功效】清热解毒，化痰止咳。

【主治】肺真菌病（温邪犯肺证）。

【来源】湖北中医杂志，2002，24（2）

经验方3

【组成】鳖甲15克，熟地黄15克，百合15克，沙参15克，生地黄15克，麦冬15克，地骨皮10克，杏仁10克，枇杷叶10克。

【用法】每日1剂，水煎分2次服。

【功效】滋阴润肺，止咳化痰。

【主治】肺真菌病（阴虚火旺证）。

【来源】湖北中医杂志，2002，24（2）

经验方4

【组成】黄芪30克，党参30克，百部30克，茯苓15克，生姜15克，法半夏10克，紫苏子10克，桔梗10克，山楂25克，神曲25克，瓜蒌25克，白芍20克，丹参20克。

加减：痰热偏甚者加黄芩15克，桑白皮15克，地骨皮15克；阳虚饮停者加附子10克（先煎30分钟），桂枝10克，细辛3克；阴虚偏甚者加麦冬15克，玉竹15克，百合15克，黄芩15克。

【用法】每日1剂，水煎分2次服。

【功效】健脾平喘化痰。

【主治】肺真菌病。

【来源】湖北中医杂志，2005，27（9）

· 经验方5 ·

【组成】生晒参（另煎）10克，茯苓20克，麦冬15克，沙参10克，五味子15克，山药30克，紫草10克，陈皮10克，甘草10克。

加减：喘促甚者加紫苏子10克，莱菔子15克以降气平喘；发热者加黄连6克；尿少浮肿者加桂枝6克，白术10克，车前子15克（包煎），葶苈子15克以泻肺利水。

【用法】先将生晒参文火另煎，然后将其他诸药加水适量，煎取约300毫升，再把参汁兑入煎好的药汤内，早、晚分服，每日1剂。15日为1个疗程，共治疗2个疗程。

【功效】益气健脾，养阴润肺，益肾。

【主治】肺真菌病。

【来源】深圳中西医结合杂志，2000，10（5）

· 经验方6 ·

【组成】夏枯草30克，白茅根30克，土茯苓30克，虎杖15克，太子参15克，黄连6克，黄柏6克，山豆根6克，栀子6克，桑白皮18克，淡竹叶12克，金银花12克。

【用法】每日1剂，水煎分2次服。

【功效】清热利湿解毒。

【主治】肺真菌病（湿热蕴毒证）。

【来源】浙江中医杂志，2010，45（2）

· 经验方7 ·

【组成】黄芪18克，太子参20克，石斛15克，黄精15克，沙参15克，绞股蓝15克，红景天15克，夏枯草30克，百部10克，麦冬12克，丹参12克，党参12克。

【用法】每日1剂，水煎分2次服。

【功效】益气养阴，解毒化痰。

【主治】肺真菌病（气阴两虚，痰毒互结证）。

【来源】浙江中医杂志，2010，45（2）

第二节　外用方

⌒ 痰热清注射液 ⌒

【组成】痰热清注射液。

【用法】将痰热清注射液5毫升，加入5毫升0.9%氯化钠注射液中，加压氧雾化吸入，每日2次，3日为1个疗程。

【功效】清热解毒化痰，宣透郁热。

【主治】侵袭性肺部真菌感染。

【来源】临床医学工程，2015，22（8）

⌒ 黄芪苦参合剂 ⌒

【组成】黄芪15克，苦参15克。

【用法】用500毫升水煎至50毫升，过滤去渣后晾凉，取10毫升加入雾化器，以6升/分钟流量氧气驱动雾化吸入15分钟，每日2次，操作时如病情允许协助患者取坐位或半卧位，雾化前行肺部叩打，鼓励患者将痰液尽量咳出。指导患者雾化时进行慢而深的吸气，吸气末，稍停片刻再行呼气，使药物充分弥散至终末支气管，7日为1个疗程。

【功效】清热燥湿，泻火解毒。

【主治】肺真菌病（痰热郁肺证）。
【来源】中国现代医生，2015，53（12）

含漱方1

【组成】夏枯草15克，淡竹叶15克，山豆根15克，黄柏25克，甘草10克。
【用法】加水500毫升，煎成150毫升，放凉后行口腔护理，每日4~5次。
【功效】祛除毒邪。
【主治】肺真菌病（湿热蕴毒证）。
【来源】浙江中医杂志，2010，45（2）

含漱方2

【组成】生黄芪20克，黄精20克，夏枯草15克，羊蹄草15克，淡竹叶15克，百部15克，甘草10克。
【用法】加水500毫升，煎成150毫升，放凉后行口腔护理，每日4~5次。
【功效】祛除毒邪。
【主治】肺真菌病（气阴两虚，痰毒互结证）。
【来源】浙江中医杂志，2010，45（2）

第十二章 肺脓肿

肺脓肿是由各种病原菌引起的肺部感染，早期为化脓性炎症，继而坏死形成脓腔。临床以高热、咳嗽、咯大量脓臭痰为特征。

其临床特征性表现为：①发病年龄段宽，男、女均可发病；②致病菌谱广，革兰氏阳性菌、革兰氏阴性菌及厌氧菌均可致病；③存在使感染复杂化的因素，如合并脓胸、脓腔壁纤维包裹增厚，抗生素不易达到病灶处，慢性肺脓肿脓腔窦道形成，反复继发感染。故临床上单纯应用抗生素治疗效果常不理想，疗程往往延长，导致慢性肺脓肿的形成。

肺脓肿属中医学"肺痈"范畴，其病机主要为气机不利而致痰热血瘀。病之早期，气机不利，饮留胸胁，三焦运行水液失司，水饮上迫于肺，痰热壅阻肺气，肺失清肃；中期脓毒壅盛，痰热血瘀，热盛肉腐，化脓成痈；后期，气虚津伤，余毒恋肺，脓毒不尽，瘀血阻络。

第一节 内服方

桔梗汤合《千金》苇茎汤

【组成】桔梗30克，甘草20克，苇茎30克，薏苡仁30克，冬瓜仁30克，桃仁10克，全瓜蒌30克。

【用法】每日1剂，水煎分2次服。

【功效】清肺化痰，逐瘀排脓。

【主治】肺脓肿。

【来源】广西中医药，2006，29（1）

◈・ 消脓组方 ・◈

【组成】柴胡6克，牡丹皮12克，金银花20克，鱼腥草20克，蒲公英20克，败酱草20克，大血藤20克，薏苡仁20克，皂角刺6克。

【用法】每日1剂，水煎2次，取汁400毫升，分2次温服。7日为1个疗程，共3个疗程。

【功效】清热解毒，消肿散结。

【主治】肺脓肿。

【来源】河北医科大学学报，2012，33（7）

◈・ 苇茎汤加减 ・◈

【组成】芦根30克，冬瓜仁15克，薏苡仁30克，桔梗10克，浙贝母15克，丹参20克，桃仁10克，鱼腥草50克，金荞麦30克，败酱草30克。

【用法】每日1剂，水煎分2次服。方中金荞麦须隔水炖汁服效更显。

【功效】清肺解毒，凉血化痰。

【主治】肺脓肿（成痈期）。

【来源】中华中医药杂志，2016，31（11）

◈・ 参芪补肺汤加减 ・◈

【组成】党参25克，黄芪30克，南沙参15克，麦冬15克，百合20克，玉竹20克，杏仁15克，瓜蒌皮15克，浙贝母15克，丹

参20克，生麦芽15克，白及10克，蒲公英30克

【用法】每日1剂，水煎分2次服。

【功效】益气养阴，扶正补托，兼清余邪。

【主治】肺脓肿（恢复期）。

【来源】中华中医药杂志，2016，31（11）

·《千金》苇茎汤合《金匮》桔梗汤化裁·

【组成】金银花30克，蒲公英30克，冬瓜仁30克，败酱草30克，芦根30克，薏苡仁15克，桃仁9克，黄芩9克，桔梗6克，川黄连5克，炙甘草3克

【用法】每日1剂，水煎分2次服。

【功效】清热解毒，逐瘀排脓。

【主治】肺脓肿（瘀热壅肺，与痰搏结证）。

【来源】新疆医学院学报，1980（4）

·五味消毒饮合苇茎汤加减·

【组成】金银花15克，野菊花15克，蒲公英20克，紫花地丁20克，紫背天葵10克，薏苡仁40克，芦根20克，赤芍30克，桃仁15克，冬瓜仁30克，瓜蒌30克，大黄10克，枳实12克。

【用法】每日1剂，水煎分2次服。

【功效】清肺解毒，化瘀消痈。

【主治】肺脓肿（瘀毒内结证）。

【来源】中国医疗前沿，2009，4（4）

·桑芦汤·

【组成】桑叶40克，芦竹根100克，鱼腥草100克（后下），剌

黄柏60克，白茅根10克。

【用法】每日1剂，水煎分2次服。

【功效】排脓清热，润肺化瘀，益气养阴，扶正祛邪。

【主治】肺脓肿（邪热蕴肺证）。

【来源】医学研究通讯，1999，28（2）

·⌒· 紫菀合剂 ·⌒·

【组成】人参半钱，紫菀一钱，知母一钱，贝母一钱，桔梗一钱半，阿胶珠一钱，茯苓一钱，五味子半钱，炙甘草半钱。

【用法】每日1剂，水煎分2次服。

【功效】润肺止嗽，祛痰止血，补虚退蒸。

【主治】肺脓肿。

【来源】中医杂志，1957（7）

·⌒· 桔梗白散 ·⌒·

【组成】桔梗、贝母各三分，巴豆一分（去皮，熬，研如脂）。

【用法】上三味为散，强人饮服半钱匕，羸者减之。

【功效】祛痰利气，止嗽排脓。

【主治】肺脓肿。

【来源】《金匮要略》

·⌒· 加味桔梗汤加减 ·⌒·

【组成】桔梗15克，金银花30克，陈皮20克，白及10克，黄芩10克，薏苡仁30克，葶苈子10克，川贝母10克，桃仁10克，甘草10克。

加减：高热者加石膏30克，知母10克；痰脓量多者加用败酱草30克；痰黏者加桑白皮15克。

【用法】每日1剂，水煎分2次服。

【功效】清热解毒，化瘀排脓。

【主治】肺脓肿（饮留胸胁，脓毒壅盛证）。

【来源】社区医学杂志，2008，6（8）

沙参清肺汤加减

【组成】北沙参15克，桔梗10克，生黄芪30克，太子参15克，薏苡仁30克，牡丹皮10克，赤芍15克，地骨皮10克，甘草10克。

【用法】每日1剂，水煎分2次服。

【功效】益气养阴，活血散结。

【主治】肺脓肿（气虚津亏，瘀血阻络证）。

【来源】社区医学杂志，2008，6（8）

百合固金汤加减

【组成】百合20克，生地黄30克，玄参30克，贝母15克，桔梗25克，甘草15克，麦冬15克，白芍20克，当归20克，芦根50克，薏苡仁50克，黄芪50克，海浮石8克。

【用法】每日1剂，水煎分2次服。

【功效】滋阴补气，清热化痰。

【主治】肺脓肿（气阴两虚，余热未尽证）。

【来源】黑龙江中医药，1981（1）

清肺消肿排脓汤

【组成】鱼腥草60克，金银花30克，连翘15克，败酱草30克，冬瓜仁30克，生薏苡仁50克，桔梗10克，桃仁10克，黄芪30克。

加减：咳甚痰多者加杏仁10克，浙贝母10克；痰中有血者加白及20克，三七粉1.5克（冲服）。

【用法】每日1剂，水煎分2次服。

【功效】清热解毒，祛痰排脓。

【主治】肺脓肿（热毒蕴肺，血瘀成痈证）。

【来源】河北中西医结合杂志，1997，6（6）

苇茎汤合如金解毒散加减

【组成】苇茎30克，冬瓜仁20克，薏苡仁20克，桃仁12克，桔梗12克，黄芩12克，黄连10克，栀子10克，鱼腥草30克，蒲公英20克，瓜蒌仁18克，甘草6克。

【用法】每日1剂，水煎分2次服。

【功效】清肺化痰，活血排脓，降火解毒。

【主治】肺脓肿（肺热证）。

【来源】中国实用医药，2010，5（31）

加味桔梗汤

【组成】贝母10克，黄芩15克，大血藤30克。

加减：咯血量多者，加牡丹皮10克，栀子10克，白茅根30克，三七3克，白及3克；舌红口干者，加麦冬10克，丹参10克；气虚不能化脓，脓出不畅者，加黄芪15克；脓液溃泄不畅，量少难出者，加皂角刺10克。

【用法】每日1剂，水煎分2次服。

【功效】宣壅祛痰，解毒排脓。

【主治】肺脓肿（痰热壅肺证）。

【来源】黑龙江医学，2011，1（35）

❦ · 消痈汤 · ❧

【组成】桔梗10克，薏苡仁30克，冬瓜仁30克，桃仁6克，芦根15克，黄芩10克，黄连6克，栀子10克，鱼腥草30克，蒲公英30克。

加减：体质虚弱，病程长者加用黄芪、党参；恶心，食欲不振者加用半夏、山楂；出血者加用白茅根。

【用法】每日1剂，水煎分2次服。

【功效】清热解毒，消痈排脓。

【主治】肺脓肿（热毒壅肺证）。

【来源】现代中西医结合杂志，2005，14（20）

❦ · 漏芦汤合五味消毒饮加减 · ❧

【组成】漏芦24克，白薇15克，黄芩24克，金银花、鱼腥草各60~90克，大黄12克，蒲公英26克，野菊花、紫花地丁、紫背天葵各25克，当归、丹参各30克，赤芍、牡丹皮、毛冬青各24克，甘草12克。

加减：痰多胸闷气急者加桑白皮12克，葶苈子10克；咯血者加侧柏炭25克，白茅根15克，仙鹤草21克；胸痛重者加郁金、延胡索各12克；腹满便秘者加枳壳、瓜蒌各12克。

【用法】每日1剂，水煎2次，取2次混合液共600毫升，分4次服。

【功效】清热解毒，活血化瘀，消痈排脓。

【主治】肺脓肿（风热袭肺，肺热壅盛证）。

【来源】广西中医药，1981（2）

❦ · 沙参麦冬汤合百合固金汤加减 · ❧

【组成】百合24克，南、北沙参各15克，生、熟地黄各15克，生黄芪21克，玉竹18克，丹参、当归、金银花、黄芩各12克，赤芍、白及、桔梗、漏芦各9克，鱼腥草16克，贝母、甘草各6克。

加减：低热者加银柴胡12克，地骨皮15克；纳食不佳者加谷芽24克，神曲、鸡内金各15克。

【用法】每日1剂，水煎分2次服。

【功效】益气养阴生津，润肺除痰，荡涤余邪。

【主治】肺脓肿（正虚邪恋证）。

【来源】广西中医药，1981（2）

·　仙方活命饮加减　·

【组成】金银花30克，蒲公英30克，鱼腥草30克，天花粉15克，桔梗10克，浙贝母10克，赤芍10克，当归尾10克，乳香6克，没药6克，皂角刺6克，防风6克，白芷6克。

【用法】每日1剂，水煎分2次服。

【功效】清热解毒，消肿溃坚，逐瘀排脓。

【主治】肺脓肿（热毒壅肺，蒸灼肺络，郁腐成痈证）。

【来源】广西中医药，1990，13（2）

·　益气养阴清肺汤　·

【组成】生黄芪20克，薏苡仁20克，太子参15克，天花粉15克，金银花15克，茯苓15克，桔梗10克，瓜蒌仁10克，川贝母10克，当归10克，生甘草6克。

【用法】每日1剂，水煎分2次服。

【功效】益气养阴清肺。

【主治】肺脓肿（热毒已除，气阴两虚证）。

【来源】广西中医药，1990，13（2）

❧ 鱼腥草汤 ❧

【组成】鱼腥草30克，苇根30克，金荞麦30克，瓜蒌30克，冬瓜子20克，桔梗15克，金银花15克，薏苡仁15克，桃仁12克，贝母12克，大黄5克，生甘草5克。

加减：伴高热者，加生石膏30克，连翘15克；伴烦渴者，加天花粉12克，麦冬12克，天冬12克；伴咯血者，加白及10克，白茅根10克；病情迁延不愈，气虚无力者，加生黄芪30克，太子参30克。

【用法】每日1剂，水煎2次，取汁400毫升，分2次温服。7日为1疗程。

【功效】清热解毒，化瘀散结。

【主治】肺脓肿（成痈期）。

【来源】陕西中医，2011，32（10）

❧ 银芩参茜桔甘汤 ❧

【组成】金银花60克，黄芩30克，蒲公英60克，党参30克，玄参30克，天花粉10克，茜草10克，桔梗6克，甘草10克。

加减：高热口渴，脉实有力者，加生石膏、知母、栀子；痰壅气急者，加桑白皮、葶苈子、海蛤壳、黄荆沥；胸痛甚者加广郁金、丝瓜络；汗出少气者，方中金银花、黄芩、蒲公英量减半，加黄芪；咳血者，加白茅根、白及。

【用法】上药煎2次，共得药液400毫升，为1日量，分2次口服。15日为1疗程，一般服用1至2个疗程，服药期间，忌食酒、酪，及辛辣、肥甘、酸腐等食物，避免受凉。

【功效】泻火解毒，养阴益气，化瘀排脓。

【主治】肺脓肿（邪热壅肺，瘀热蕴蒸证）。

【来源】中国民间疗法，1996（1）

❧ · 宣白承气汤 · ❧

【组成】杏仁10克，生石膏30克，生大黄10克，瓜蒌30克。

【用法】水煎服，每日1剂，每日2次，每次100毫升。治疗3日为1疗程。

【功效】清肺胃之热，宣肺通腑。

【主治】肺脓肿（肺胃热盛证）。

【来源】中国中医急症，2003，12（3）

❧ · 透脓散 · ❧

【组成】黄芪30克，当归15克，郁金15克，川芎15克，皂角刺10克，桔梗12克，蒲公英30克，鱼腥草30克，薏苡仁30克，甘草5克。

【用法】每日1剂，水煎分2次服。

【功效】清热解毒，排脓透脓。

【主治】肺脓肿（痰热蕴肺，化毒成瘀，脾肺亏虚证）。

【来源】实用中医药杂志，2005，21（11）

❧ · 葶苈大枣泻肺汤 · ❧

【组成】葶苈子15克，大枣10克，紫苏子8克，炒莱菔子8克，白芥子8克，桂枝5克，茯苓5克，车前子5克，丹参5克，桃仁5克。

加减：苔白腻有齿痕者加白术15克，茯苓10克；痰色黄黏稠者加黄芩10克，鱼腥草10克。

【用法】用3倍量水连续煎煮2次，每次40分钟，合并煎液，浓缩至200毫升，每次100毫升，每日2次，连续15日。

【功效】泻肺逐饮，利水平喘，活血化瘀，益气通阳。

【主治】肺脓肿（水饮停肺证）。

【来源】中成药，2018，40（12）

❧ ·三仁化瘀汤· ❧

【组成】桃仁15克，杏仁10克，薏苡仁30克，鱼腥草30克，桔梗12克，牡丹皮12克，白茅根30克，金银花15克，连翘15克，黄芩10克，川贝母10克，甘草10克。

加减：若兼气虚多汗者，加黄芪15克，党参15克；咳血者加生地黄15克，三七6克；口干咽燥者加沙参10克，麦冬10克；痰浊量多者加桑白皮10克，葶苈子10克。

【用法】每日1剂，水煎分2次服。

【功效】清热解毒，化痰排脓，破瘀散结，养血和血。

【主治】肺脓肿。

【来源】山东中医杂志，1993，12（4）

❧ ·温胆汤· ❧

【组成】陈皮15克，法半夏15克，茯苓20克，枳实15克，竹茹15克，鱼腥草20克，贝母20克，胆南星10克，牡蛎30克，葶苈子15克。

【用法】每日1剂，水煎分2次服。

【功效】清肺化痰排脓。

【主治】肺脓肿（痰热壅肺，热毒蕴结证）。

【来源】辽宁中医杂志，1982（12）

❧ ·屡验方· ❧

【组成】桔梗一钱，薏苡仁五钱，贝母一钱六分，黄芪（炒）

一钱，金银花一钱，甘草节一钱二分，陈皮一钱二分，白及一钱，甜葶苈（炒）八分。

【用法】水二盅煎半，加生姜一片，食后徐徐服。初起加防风一钱，去黄芪；溃后加人参一钱；久不敛加槿树皮一钱，服。

【功效】清热排脓补气。

【主治】肺脓肿。

【来源】《经验丹方汇编》

夏少农经验方

【组成】鲜沙参30克，金石斛12克，太子参12克，鲜芦根30克，金银花12克，牡丹皮9克，炙紫菀4.5克，款冬花4.5克，桔梗4.5克，枇杷叶4.5克，川贝母4.5克，浙贝母4.5克，百部9克，十灰丸9克（分吞）。

【用法】每日1剂，水煎分2次服。

【功效】养肺阴，清肺热，肃肺气，解毒止血。

【主治】肺脓肿（热毒壅肺证）。

【来源】《上海老中医经验选编》

钟玉池百合白及猪肉汤

【组成】百合120克，白及60克，瘦猪肉适量。

【用法】前2味共研为末，取6克与适量瘦猪肉末一起用水调至如糊，炖熟后服用，每日1次。

【功效】敛阴止血补肺。

【主治】肺脓肿（成痈期及溃脓期）。

【来源】《千家妙方》

❧ · 加味拯阴理劳汤 · ❧

【组成】牡丹皮10克，当归10克，麦冬10克，炙甘草10克，薏苡仁25克，白芍5克，五味子2.5克，人参（冲）5克，莲子25克，橘红10克，生地黄15克，白及10克，金银花10克，半夏15克，茯苓15克，大枣3枚。

【用法】每日1剂，水煎分2次服。

【功效】除湿化瘀，生新补肺，解毒镇咳。

【主治】肺脓肿（阴虚火动证）。

【来源】中医杂志，1957（7）

❧ · 肺疡汤 · ❧

【组成】桔梗10克，薏苡仁25克，甘草节7.5克，黄芪5克，贝母7.5克，甜葶苈4克，白及5克，橘红15克，人参（冲）5克，金银花5克，生姜5克。

加减：新起者加防风，去黄芪；溃后加人参；溃而久不收者加合欢皮；痰液腐败者加败酱草、沙参。

【用法】每日1剂，水煎分2次服。

【功效】祛腐生新。

【主治】肺脓肿。

【来源】中医杂志，1957（7）

❧ · 肺痈汤 · ❧

【组成】冬瓜子24克，薏苡仁30克，桃仁9克，杏仁6克，芦根15克，桔梗12克，金银花30克，百部24克，黄芩12克，鱼腥草24克（或败酱草24克），连翘15克，甘草9克。

加减：发热重时加生石膏30克，知母9克；胸疼重时加丝瓜络9克，郁金9克；热退排出脓后，佐以滋阴清热，酌加麦冬15克，生地黄30克，玄参15克等。

【用法】每日1剂，水煎分2次服。

【功效】清热解毒，祛痰排脓。

【主治】肺脓肿（肺热证成痈期）。

【来源】山东中医杂志，1982（4）

第二节　外用方

～・贴敷方・～

【组成】川乌、乳香、没药、续断各15克，雄黄10克，朱砂15克，麝香0.5克。

【用法】先将川乌、续断烘干，研为细末；再将乳香、没药、雄黄、朱砂分别研为细末，然后混合调均匀，再研一遍，瓶贮备用。取麝香1/3，纳神阙穴，再取药末15克，撒于麝香上面，盖以槐树皮（用中国槐），上放预制的艾绒灶点燃灸之，至患者腹中作响，大便下涎物为止，灸后，药末用胶布固定。2日1次。

【功效】清热解毒，化瘀排脓。

【主治】肺脓肿。

【来源】《穴位贴药疗法》

～・雾化吸入方・～

【组成】竹沥20毫升，鱼腥草浸液20毫升，丹参液20毫升。

【用法】将上药混合置超声雾化器内吸入。每次20分钟，每日2次。

【功效】清热化痰解毒，消肿疗疮，活血祛瘀，凉血消痈。

【主治】肺脓肿（成痈期、溃脓期）。

【来源】《肺脓疡、支气管哮喘》

∾· 熏蒸方 ·∾

【组成】金银花25克，桔梗20克，半夏15克，麻黄15克，杏仁10克，黄芩15克。

【用法】上药共入嘴壶中煮沸，壶嘴近口、鼻，吸入药蒸汽。

【功效】清热解毒，化痰消瘀。

【主治】肺脓肿（成痈期、溃脓期）。

【来源】《肺脓疡、支气管哮喘》

∾· 疗肠痈、肺痈方 ·∾

【组成】升麻、白蔹、漏芦、芒硝各一两，黄芩、枳实衣、连翘、蛇含各三两，栀子二十枚（擘），蒴根四两。

【用法】上十味捣令细。以水三升，渍经半日，以猪脂五升，煎令水竭。去滓服之，日三。若交急合水煎。

【功效】清热解毒，活血化瘀，攻下积滞。

【主治】肺脓肿。

【来源】《外台秘要》

∾· 云母膏 ·∾

【组成】云母、硝石、甘草各四两，槐枝、桑白皮、柳枝、侧柏叶、橘皮各二两，川椒、白芷、没药、赤芍、肉桂、当归、黄芪、血竭、菖蒲、白及、川芎、白蔹、木香、防风、厚朴、桔梗、柴胡、党参、苍术、黄芪、龙胆草、合欢皮、乳香、茯苓各五钱。

【用法】麻油熬、铅丹收，加松香二两搅匀。用水银二两弹于膏上，临用刮去水银贴患处。

【功效】化瘀排脓，益气补血，扶正祛邪。

【主治】肺脓肿。

【来源】《理瀹骈文》

杏芩消痈方

【组成】苦杏仁15克，黄芩15克，桔梗20克，金银花20克。

【用法】每日1剂，水煎取汁300毫升，滤清备用，采用超声雾化器进行超声雾化吸入15分钟，每日2次。

【功效】清肺散结，清热消痈。

【主治】肺脓肿（热毒壅肺证）。

【来源】河北中医，2013，35（9）

第十三章　肺结核

结核病是由结核分枝杆菌引起的慢性传染病，可侵及多个脏器，以肺部结核感染最为常见。排菌者为其重要的传染源。人体感染结核菌后不一定发病，当抵抗力降低或细胞介导的变态反应增高时，才可能引起临床发病。患者通常有较密切的结核病接触史，起病可急可缓，多表现为低热（午后为著）、盗汗、乏力、纳差、消瘦、女性月经失调等，呼吸道症状有咳嗽、咳痰、咯血、胸痛、不同程度胸闷或呼吸困难。

中医学认为此病多为先天禀赋不强，后天嗜欲无节，正气亏耗，外受"痨虫"所染，邪乘虚而入，而致发病。常见的中医辨证分型包括肺阴亏损证、阴虚火旺证、气阴耗伤证、阴阳两虚证等。可参考中医学"肺痨""痨瘵""肺疳"等治疗。

第一节　内服方

～· 益气润肺汤 ·～

【组成】黄芪25克，麦冬15克，丹参15克，党参15克，百合20克，瓜蒌15克，熟地黄15克，白芍12克，沙参20克，生地黄10克，百部10克，当归10克，甘草10克，桃仁10克，桔梗10克，柴胡6克。

【用法】每日1剂，水煎分2次服。

【功效】益气养阴，滋阴降火。

【主治】肺结核（痰火热盛证）。

【来源】现代中西医结合杂志，2018，27（27）

∽ · 百合固金汤 · ∽

【组成】麦冬10克，生地黄10克，赤芍10克，浙贝母10克，熟地黄10克，当归10克，甘草6克，桔梗6克，玄参10克，百合10克。

【用法】每日1剂，水煎分2次服。

【功效】化痰止咳，滋养肺肾。

【主治】肺结核（肺阴亏虚证）。

【来源】当代医药论丛，2018，16（8）

∽ · 补肺杀虫汤 · ∽

【组成】生地黄15克，沙参10克，茯苓10克，桔梗10克，天冬10克，麦冬10克，知母10克，百部10克，川贝母10克，怀山药10克，玄参10克，黄芪10克，桑白皮10克，甘草6克。

【用法】每日1剂，水煎分2次服。

【功效】补肺止咳，化痰杀虫。

【主治】肺结核（正气不足证）。

【来源】四川中医，2016，34（11）

∽ · 养阴清肺方 · ∽

【组成】甘草10克，芍药10克，全蝎10克，蛤蚧10克，牡蛎10克，黄连15克，夏枯草15克，百部20克，猫爪草20克，黄芪25克，白及30克。

【用法】每日1剂，水煎分2次服。

【功效】滋阴清肺。

【主治】肺结核（阴虚肺热证）。

【来源】甘肃科技，2017，33（4）

百合固金汤合秦艽鳖甲散加减

【组成】生地黄15克，熟地黄15克，麦冬12克，百合20克，贝母15克，当归15克，芍药15克，玄参10克，桔梗10克，甘草6克，秦艽15克，鳖甲10克，青蒿6克，地骨皮3克，柴胡10克，知母12克，乌梅10克。

【用法】水煎服，每日3次，每日1剂。

【功效】滋阴泻火，润肺止血。

【主治】肺结核（阴虚火旺证）。

【来源】中国现代药物应用，2017，11（14）

补脾益肺汤

【组成】黄芪15克，黄精15克，茯苓15克，百部15克，白及15克，百合15克，党参15克，麦冬10克，五味子10克，炙甘草10克，白术12克。

加减：纳差加鸡内金10克，炒麦芽12克。

【用法】水煎服，每日3次，每日1剂。

【功效】补脾益肺，补气滋阴。

【主治】肺结核（气阴耗伤证）。

【来源】中国现代药物应用，2017，11（14）

补气再造汤

【组成】黄芪15克，党参18克，山药18克，云茯苓12克，白术12克，鹿茸5克，当归10克，炙百合10克，鳖甲20克，白芍12克，炙紫菀12克，款冬花6克，阿胶20克，白及10克，五味子9克，炙甘草12克，紫河车粉10克（分3次冲服）。

【用法】水煎服，每日3次，每日1剂。

【功效】温补脾肾，滋阴养血。

【主治】肺结核（阴阳两虚证）。

【来源】中国现代药物应用，2017，11（14）

泻白散合二陈汤加减

【组成】桑白皮12克，地骨皮15克，瓜蒌皮12克，黄芩15克，夏枯草15克，麦冬12克，代赭石10克，郁金12克，白芍10克，薏苡仁10克，法半夏18克，陈皮12克，茯苓12克，甘草10克。

【用法】水煎服，每日3次，每日1剂。

【功效】清肝泻火，燥湿化痰。

【主治】肺结核（肺热夹湿证）。

【来源】中国现代药物应用，2017，11（14）

参蛤散

【组成】西洋参24克，北沙参24克，川贝母24克，五味子24克，白及24克，蛤蚧1对，紫河车30克，麦冬18克，化橘红18克。

【用法】上药研细末，装0号胶囊，每次口服5粒，每日3次。

【功效】润肺止咳，滋肾填精，纳气止喘。

【主治】肺结核（气阴两虚证）。

【来源】中国医药指南，2013，11（1）

芪百汤

【组成】黄芪60克，百合60克，白及20克，百部10克，黄精

30克。

【用法】每日1剂，水煎分2次服。

【功效】补气养阴，扶正祛邪。

【主治】肺结核（气阴两虚证）。

【来源】中国中西医结合急救杂志，2003（4）

芩部丹汤合三参养肺汤

【组成】太子参12克，玄参12克，南沙参12克，黄芪12克，车前草12克，胡颓子叶12克，海蛤壳18克，款冬花9克，黄芩10克，丹参10克，百部18克。

【用法】水煎服，每日3次，每日1剂。

【功效】益气滋阴，行瘀抗痨。

【主治】肺结核（正虚邪实证）。

【来源】上海中医药杂志，2012，46（9）

抗痨散

【组成】黄芪1500克，冬虫夏草200克，蜈蚣300克，百部1500克，白及1500克，牡蛎3000克（打碎，先煎），玄参1000克，百合1000克，川贝母500克（打碎），龟甲1500克（打碎，先煎），丹参1500克，五味子500克。

【用法】上药水煎3次，将药液合并、过滤、浓缩、烘干、碾细，加入紫河车（粉剂）300克，混匀，消毒，装入空心胶囊内（每粒含药量0.5克），密封保存。成人每服2克，每日2次，饭后约1小时温开水送服。儿童5岁以下每服0.5克，6~10岁每服1克，10~15岁每服1.5克。

【功效】扶正杀虫，滋阴润肺。

【主治】肺结核（气阴两虚证）。

【来源】中国医药学报，1995（3）

·蛤蚧丸·

【组成】蛤蚧1对，冬虫夏草30克（可用黄精30克、山茱萸60克代替），人参30克，麦冬15克，天冬20克，熟地黄30克，白石英15克，阿胶珠30克，百部20克，川贝母30克，沙参20克，煅牡蛎30克，建曲60克，三七15克，龟甲60克。

【用法】每日1剂，水煎分2次服。

【功效】润肺化痰，退蒸敛汗。

【主治】肺结核（阴虚肺热证）。

【来源】内蒙古中医药，1998（2）

·止咯血方·

【组成】百合15克，白及20克，三七粉5克（吞服），地龙15克，百部30克，仙鹤草20克。

加减：肝火犯肺证加青黛3克（冲），海蛤壳30克（打碎），郁金12克；气阴两亏证加党参12克，麦冬15克，五味子5克，南沙参12克，北沙参12克。

【用法】水煎凉服，每日3次，每日1剂，3日为1疗程。

【功效】敛肺止咳止血。

【主治】肺结核咯血。

【来源】河北中医，2001（5）

·清肺活肝理痨汤·

【组成】黄芩10克，青蒿10克，川贝母10克，郁金10克，地骨皮10克，制鳖甲15克，山慈菇15克，生地黄15克，知母15克，玉竹15克，生白芍25克，仙鹤草30克。

【用法】每日1剂，水煎分2次服。

【功效】清肺活肝，理痨止咳。

【主治】肺结核（肝火克肺证）。

【来源】河南中医，1992，12（1）

养阴抗痨汤

【组成】黄精20克，青蒿20克，白及20克，百部10克，夏枯草10克，九仙草10克，玄参10克，麦冬10克，地骨皮10克。

加减：咳甚加贝母10克；痰血加白茅根20克，生地黄20克；胸痛加香附10克；头昏耳鸣加天麻10克，防风10克；肝功能损害加茵陈10克，田基黄10克，板蓝根10克；蛋白尿加黄芪10克，牛蒡子10克；面浮肿加党参10克，茯苓15克；胃肠道反应明显，恶心呕吐加法半夏6克；合并妊娠加菟丝子10克。

【用法】每日1剂，水煎分2次服。

【功效】养阴抗痨。

【主治】肺结核（阴虚痨毒证）。

【来源】湖南中医杂志，2002（3）

百部抗痨汤

【组成】丹参30克，夏枯草30克，牡蛎30克，功劳叶30克，猫爪草30克，三棱20克，桃仁20克，赤芍20克，党参20克，生黄芪20克，冬虫夏草2克（冲服），蜈蚣2条（冲服）。

【用法】每日1剂，水煎分2次服。

【功效】抗痨行瘀，益气扶正。

【主治】肺结核（瘀毒互结证）。

【来源】中医药学报，2004（3）

⁓ · 健肺丸 · ⁓

【组成】胡黄连10克，当归10克，川贝母10克，乌梢蛇15克，岗松20克，大黄8克，川芎6克，黄芪12克，龟甲12克，白及12克。

【用法】上药共研末，煎汤提纯，制成粉末颗粒剂，装胶囊，每粒0.46克，相当于生药8克。每日3次，每次4粒。1月为1疗程。连续用药1~4个疗程。

【功效】抗痨杀虫，补益气血。

【主治】肺结核（正虚邪实证）。

【来源】浙江中医杂志，2004（5）

⁓ · 清气化痰汤加减 · ⁓

【组成】瓜蒌仁15克，陈皮6克，黄芩6克，黄芪15克，杏仁9克，枳实6克，茯苓15克，胆南星6克，麦冬10克，玄参9克，地骨皮9克，川大黄6克。

【用法】每日1剂，水煎分2次服。

【功效】清气化痰，止咳润肺。

【主治】肺结核（肺热痰壅证）。

【来源】中国防痨杂志，1993（2）

⁓ · 健胃运脾汤 · ⁓

【组成】苍术30克，陈皮20克，麦冬20克，黄芪20克，藿香15克，白术10克，炙甘草10克。

【用法】每日1剂，水煎分2次服。

【功效】脾胃同调，阴阳互补。

【主治】肺结核（脾胃不调证）。

【来源】新中医，2015，47（7）

·保真汤·

【组成】当归9克，人参9克，生地黄9克，熟地黄9克，白术9克，麦冬6克，黄柏6克，五味子6克，柴胡6克，地骨皮6克，甘草4.5克，陈皮4.5克，赤茯苓4.5克。

【用法】每日1剂，水煎分2次服。

【功效】补虚培元，抗痨杀虫。

【主治】肺结核（正虚邪实证）。

【来源】实用中医内科杂志，2014，28（12）

·抗痨化瘀散结汤·

【组成】夏枯草20克，猫爪草15克，百部15克，黄芩15克，白及15克，生地黄13克，黄精12克，百合12克，桑白皮15克，黄芪12克，沙参16克，知母9克，浮小麦10克，丹参15克，川贝母9克，五味子15克，陈皮6克，甘草6克。

【用法】每日1剂，水煎分2次服。

【功效】抗痨化瘀散结。

【主治】肺结核（痨瘀互结证）。

【来源】临床肺科杂志，2014，19（11）

·复方芩部丹方·

【组成】黄芩18克，百部12克，丹参12克，太子参9克，南沙参9克，玄参9克，黄芪9克，胡颓子叶9克，款冬花6克，白术9克。

【用法】每日1剂，水煎分2次服。

【功效】抗痨杀虫，养阴益气。

【主治】肺结核（气阴亏虚证）。

【来源】中医杂志，2014，55（21）

加味补络补管汤

【组成】瓜蒌15克，薤白10克，陈皮10克，半夏5克，厚朴10克，猫爪草10克，天花粉10克，葶苈子10克，生地黄10克，黄芪15克，款冬花10克，甘草5克，白前5克，枸杞5克，人参15克，黄芩15克。

加减：肺空洞者加白及70克（口服）；咳血者加血余炭15克，三七15克。

【用法】每日1剂，水煎分2次服。

【功效】润肺凉血，滋阴止血。

【主治】肺结核。

【来源】临床医药文献电子杂志，2017，4（7）

二冬琼玉汤

【组成】天冬20克，麦冬20克，山药20克，蜂蜜20克，南沙参15克，太子参15克，生地黄10克，黄芪10克，百合10克，山茱萸10克，阿胶10克，茯苓10克，五味子6克，甘草6克。

【用法】每日1剂，水煎分2次服。

【功效】滋阴养肺，补虚止咳。

【主治】肺结核（气阴两虚证）。

【来源】中西医结合心血管病电子杂志，2016，4（13）

❧·麦门冬汤加减·❧

【组成】麦冬20克，党参10克，半夏5克，粳米15克，大枣10克，甘草3克，丹参15克，百合10克，桔梗5克。

加减：咯血丝痰者加藕节10克，生地黄10克；气血亏虚者党参加至40克。

【用法】每日1剂，水煎分2次服。

【功效】润肺化痰，降气止咳。

【主治】肺结核（虚热肺痿证）。

【来源】湖南中医杂志，2000（6）

❧·当归六黄汤加减·❧

【组成】当归12克，生地黄20克，黄连4克，黄芩12克，黄柏15克，黄芪50克。

加减：咳嗽较剧者，加桔梗15克，川贝母6克，北沙参15克，百部15克；痰多黄稠者，加瓜蒌仁15克，桑白皮15克，僵蚕12克；盗汗明显者，加乌梅15克，浮小麦15克，煅牡蛎20克；食欲不振者，加茯苓15克，怀山药20克，白豆蔻6克；神疲体乏者，加党参20克，麦冬15克，五味子6克。

【用法】每日1剂，水煎分2次服。

【功效】祛邪扶正，补虚固本。

【主治】肺结核（阴虚火扰证）。

【来源】江西中医药，2003（10）

❧·散结方·❧

【组成】夏枯草20克，积雪草20克，黄芪20克，柴胡10克，昆布10克，黄精10克，海藻10克，玉竹10克，甘草3克。

【用法】每日1剂，水煎分2次服。

【功效】解毒散结，益气扶正。

【主治】肺结核（正虚邪结证）。

【来源】光明中医，2010，25（2）

❧· 润肺汤 ·❧

【组成】黄芪60克，黄精30克，百合25克，天冬25克，太子参15克，麦冬15克，黄芩15克，百部15克，生地黄15克，山茱萸10克，阿胶10克，山药10克，茯苓10克，蜂蜜20克，甘草6克。

【用法】每日1剂，水煎分2次服。

【功效】养阴益气，润肺解毒。

【主治】肺结核（气阴两虚证）。

【来源】中华中医药学刊，2014，32（5）

❧· 月华消瘰丸 ·❧

【组成】牡蛎30克，夏枯草15克，浙贝母15克，玄参15克，白及15克，天冬15克，沙参15克，百部10克，甘草6克。

【用法】每日1剂，水煎分2次服。

【功效】化痰散结，润肺止咳。

【主治】肺结核（阴虚痰热证）。

【来源】《现代实用方剂》

❧· 消瘰丸 ·❧

【组成】玄参15克，牡蛎15克，夏枯草15克，连翘15克，紫花地丁15克，猫爪草15克，海藻9克，泽兰9克。

【用法】将中药挑拣干净，粉碎过筛，炼蜜为丸，每丸重9克，日服3次，每次1丸，30日为1个疗程。

【功效】滋阴清热，解毒散结。

【主治】肺结核（阴虚痰瘀证）。

【来源】《现代实用方剂》

∽·经验方·∾

【组成】黄芪40克，人参9克，白术9克，淫羊藿15克，当归9克，薤白9克，香附9克，半夏9克，砂仁6克。

【用法】每日1剂，水煎分2次服。

【功效】补气养血，止咳化痰。

【主治】肺结核（正气不足证）。

【来源】中国药业，2014，23（4）

第二节　外用方

∽·贴敷方1·∾

【组成】40%白芥子，10%甘遂，10%百部，10%白及，10%没药，10%地榆，10%麦冬，老姜汁。

【用法】前7味药物均研成细末，使用时再以老姜汁调合成药饼，大小为1厘米×1厘米。贴药时使用5厘米的胶布，将治疗药物贴在患者的穴位上，贴药时间每次1小时，每10日贴1次，共治疗6个月，贴药共18次。穴位选取：A组选肺俞、脾俞、三阴交、大椎穴；B组选足三里、肝俞、肾俞、百劳穴；C组选膏肓、内关、心俞穴。患者的背部穴位均选择双侧穴位。每次选择1组，3组穴位交替使用。同时根据患者的实际病情，加贴其中1~2个穴位。

【功效】温肺豁痰利气，润肺止咳祛痰，散结通络止痛。

【主治】肺结核。

【来源】河南中医，2011，31（11）

贴敷方2

【组成】五倍子2~3克，飞朱砂1~1.5克。

【用法】五倍子及朱砂均研成细末，加水适量调成糊状。将药涂在纱布上敷于肚脐，用胶布固定，24小时换1次。用塑料薄膜代替纱布可使药物保持湿润，疗效更佳。

【功效】敛肺降火敛汗，清心镇惊解毒。

【主治】肺结核。

【来源】浙江中医学院学报，1989，13（3）

贴敷方3

【组成】五倍子。

【用法】研细粉敷脐。

【功效】敛肺降火敛汗。

【主治】肺结核。

【来源】《中药大辞典》

贴敷方4

【组成】川乌、乳香、没药、川续断各5克，雄黄10克，朱砂15克，麝香0.5克。

【用法】先将川乌、川续断烘干，研为细末，过筛；再将乳香、没药、雄黄、朱砂分别研为细末，混合调匀；再研一遍，装瓶贮备。用时，取麝香1/3，纳神阙穴（贴前洗净消毒）；再取药末15克，撒在麝香上面，盖以槐树（中国槐）薄皮，上放预制好的艾绒炷，点燃灸之。灸至患者腹内作响，大便下涎物为止。灸后，药末用胶布固定。2日1次。灸治期间，暂吃流食，饮少量黄酒，以助药力。

【功效】清热凉血杀虫。

【主治】肺结核（阴虚火旺证）。

【来源】《中医外治法集要》

· 贴敷方5 ·

【组成】大蒜10克，硫黄6克，肉桂、冰片各3克。

【用法】将肉桂研为细末，过筛，再与硫黄、冰片混合均匀，与大蒜共捣为膏，以油纱布两层包裹，敷于双侧涌泉穴（在足底部，蜷足时足前部凹陷处）。局部发热，有灼热感时去掉（但至少敷2小时）。每日1次，10日为1个疗程。不宜长期使用。

【功效】清热凉血止血。

【主治】肺结核咯血（阴虚火旺证）。

【来源】《中华民间秘方大全》

· 贴敷方6 ·

【组成】五灵脂、白芥子、白鸽粪、大蒜（去皮）各30克，甘草12克，白凤仙草（全株）1株，猪脊髓60克，麝香1克，醋适量。

【用法】先把醋倒入锅内加热，入麝香熔化；再将五灵脂、白芥子、鸽粪、甘草共研为细末，过筛，和猪脊髓、凤仙全草、大蒜，放在醋内，捣成膏，纱布裹之，敷于肺俞、脾俞、肾俞、膏肓穴。2日换药1次。半月为1疗程，中间休息3日，再敷治1个疗程。

【功效】滋阴清热利肺。

【主治】肺结核（阴虚火旺证）。

【来源】《中医外治法集要》

ᨒ · 敛汗丹 · ᨒ

【组成】五倍子1.5克，飞朱砂0.3克。

【用法】共研细末，冷开水调成糊状。临睡前塞肚脐，外固定之，次晨揭去，连用两晚。

【功效】敛肺降火敛汗，清心镇惊解毒。

【主治】肺结核（阴虚火旺证）。

【来源】《内病外治精要》

ᨒ · 芪味散 · ᨒ

【组成】黄芪、五味子各5份，朱砂3份。

【用法】上药研末，取适量填满肚脐，用麝香止痛膏外敷固定，24小时换药1次。

【功效】补气固表，益气生津。

【主治】肺结核。

【来源】上海中医药杂志，2013，47（7）

ᨒ · 芥子膏 · ᨒ

【组成】白芥子。

【用法】白芥子炒香，研为细末，用醋调膏，纱布包裹，选敷于风门、肺俞、心俞、肾俞、结核穴（均双侧）。每次只敷2~3穴。轮流敷完所有穴位。4~5日敷药1次。每次敷药2~4小时。局部发赤，有烧灼感时去掉。

【功效】温肺豁痰利气，散结通络止痛。

【主治】肺结核。

【来源】《中医外治法集要》

❧ · 涂擦方 · ❧

【组成】雄黄、硫黄各3克，麝香0.3克，朱砂6克。

【用法】将上药共研为细末，先用烧酒擦背脊骨，然后用大独头蒜切开，去掉皮、须，蘸药末，从后尾骨向上骨节擦之，直至药末擦完为止。擦时如发现肿痛处，就在此处多擦之。注意：不宜长期使用；皮肤破损者禁用。

【功效】清热杀虫。

【主治】肺结核。

【来源】《中华民间秘方大全》

第十四章　肺癌

原发性支气管肺癌（简称肺癌）是指发生于各级支气管上皮细胞及肺泡上皮细胞的恶性肿瘤。临床以咳嗽、咯血、胸痛、发热等为主要表现，随病情的进展还会有淋巴结和脏器转移及由转移所造成相应的临床表现。肺癌起病隐匿，早期常因无明显症状而漏诊，并有易转移、易复发、预后差等特点。肺癌是人类最常见的恶性肿瘤之一，我国肺癌发病率与病死率均呈上升趋势，高发地区依次是上海、北京和天津，城市高于农村，大城市高于中、小城市，男性高于女性，发病率随年龄增长而上升。现代医学认为本病的发生主要与吸烟、职业、空气污染、饮食、肺部慢性疾病病史、遗传等因素有关。

肺癌属于中医学"肺积""息贲""咳嗽""咯血""胸痛"等范畴。肺癌是一种全身属虚、局部属实的疾病，虚则以气虚、阴虚、气血两虚为多见，实则以痰凝、气滞、血瘀、毒结为多见。

第一节　内服方

清金化痰汤加减

【组成】黄芩10克，栀子10克，炙桑白皮12克，知母10克，瓜蒌皮12克，鱼腥草20克，白花蛇舌草20克，龙葵12克，贝母10克，黛蛤散（包）10克，炙蟾皮5克。

加减：痰多黄稠加金荞麦15克，生薏苡仁20克，冬瓜子10克；

气急加射干6克，莱菔子12克；胸痛加旋覆花（包）、郁金各10克，橘络5克；痰中带血加茜草12克，紫珠12克，羊蹄根15克；便秘加大黄10克，芒硝5克；发热加金银花15克，大青叶15克，生石膏（先煎）30克。

【用法】每日1剂，水煎分2次服。

【功效】清热解毒，肃肺止咳。

【主治】肺癌（热毒蕴结证）。

【来源】《肺癌的中医特色疗法》

～·六君子汤加减·～

【组成】党参10克，白术10克，苍术6克，茯苓10克，法半夏10克，陈皮6克，杏仁10克，甘草3克，山慈菇12克，八月札10克。

加减：痰多，喘息不能平卧加白芥子10克，紫苏子10克，莱菔子10克；胸闷胸痛加瓜蒌皮12克，厚朴10克，桔梗6克，炒延胡索10克；痰郁化热加黄芩10克，莱菔子10克，鱼腥草15克。

【用法】每日1剂，水煎分2次服。

【功效】健脾化痰，宣肺止咳。

【主治】肺癌（脾虚痰湿证）。

【来源】《肺癌的中医特色疗法》

～·旋覆花汤合血府逐瘀汤加减·～

【组成】旋覆花（包）6克，茜草12克，桃仁10克，红花5克，柴胡6克，枳壳10克，桔梗5克，赤芍10克，莪术10克，白花蛇舌草15克，露蜂房10克。

加减：咳痰加海藻10克，煅瓦楞子15克；咯血较多加三七粉

3克（吞服）；胸痛加延胡索10克，降香3克，失笑散（包）10克，制乳香3克，制没药3克。

【用法】每日1剂，水煎分2次服。

【功效】活血化瘀，理气化痰。

【主治】肺癌（气滞血瘀证）。

【来源】《肺癌的中医特色疗法》

沙参麦冬汤合百合固金汤加减

【组成】沙参12克，麦冬12克，百合10克，天花粉12克，贝母10克，杏仁10克，桑白皮12克，天冬10克，鳖甲（先煎）12克，白花蛇舌草20克。

加减：咳而气促加五味子3克，诃子5克；低热加白薇12克，青蒿12克，功劳叶15克，地骨皮10克；咯吐黄痰加海蛤壳10克，僵蚕10克；胸痛加郁金10克，制乳香3克，制没药3克；咯血加仙鹤草15克，藕节12克，白茅根15克。

【用法】每日1剂，水煎分2次服。

【功效】养阴清热，润肺止咳。

【主治】肺癌（阴虚内热证）。

【来源】《肺癌的中医特色疗法》

生脉散合补肺汤加减

【组成】党参12克，黄芪12克，麦冬10克，五味子3克，天冬10克，炙紫菀12克，炙桑白皮12克，天花粉12克，猫爪草15克，夏枯草15克。

加减：咳痰不爽加瓜蒌皮12克，南沙参12克，北沙参12克；胸闷胸痛加丝瓜络10克，郁金10克，八月札10克，片姜黄12克；

口干加川石斛12克，玄参10克，玉竹10克；盗汗加乌梅5克，糯稻根10克，浮小麦10克。

【用法】每日1剂，水煎分2次服。

【功效】益气养阴，补肺止咳。

【主治】肺癌（气阴两虚证）。

【来源】《肺癌的中医特色疗法》

❧ · 金匮肾气丸合参蛤散加减 · ❧

【组成】制附子10克，淫羊藿12克，冬虫夏草10克，熟地黄10克，山茱萸10克，沉香（后下）3克，紫苏10克，党参10克，五味子3克，诃子5克，泽漆6克。

加减：气喘不能平卧加钟乳石10克，紫石英15克；咯痰加紫菀12克，款冬花12克，炙僵蚕10克；言语无力，自汗加黄芪12克，甘草3克，白术10克；形寒肢冷，大便溏薄加巴戟天10克，补骨脂10克，肉桂（后下）3克。

【用法】每日1剂，水煎分2次服。

【功效】补肺益肾，降气化痰。

【主治】肺癌（肺肾两虚证）。

【来源】《肺癌的中医特色疗法》

❧ · 温阳化痰方 · ❧

【组成】人参10克，黄芪30克，白术15克，茯苓15克，桂枝20克，肉苁蓉15克，炮附子（先煎）30克，菟丝子15克，女贞子15克，鹿茸3克，陈皮10克，贝母15克，麦冬15克，五味子9克。

【用法】每日1剂，水煎分2次服。

【功效】健脾除湿，温阳益气，化痰散结。

【主治】肺癌（脾虚痰湿证）。

【来源】《肿瘤中医实用疗法》

·益气清肺方·

【组成】人参10克，黄芪30克，麦冬15克，五味子9克，桂枝20克，炮附子（先煎）30克，菟丝子15克，女贞子15克，鹿茸3克，肉苁蓉15克，沙参15克，玄参30克，白花蛇舌草30克，桑白皮15克，生地黄15克，夏枯草30克。

【用法】每日1剂，水煎分2次服。

【功效】益气养阴，温阳清肺。

【主治】肺癌（气阴两虚证）。

【来源】《肿瘤中医实用疗法》

·行气化瘀方·

【组成】人参10克，黄芪30克，麦冬15克，五味子9克，桂枝20克，炮附子（先煎）30克，菟丝子15克，女贞子15克，鹿茸3克，淫羊藿15克，沙参15克，当归15克，桃仁10克，丹参15克，赤芍15克，枳壳10克，郁金10克，川楝子10克。

【用法】每日1剂，水煎分2次服。

【功效】温阳行气，化瘀散结。

【主治】肺癌（气滞血瘀证）。

【来源】《肿瘤中医实用疗法》

·解毒化痰方·

【组成】生石膏30克，知母10克，大黄10克，黄连10克，鱼腥草30克，蒲公英15克，仙鹤草15克，生瓜蒌10克，黄芩10克。

【用法】每日1剂，水煎分2次服。

【功效】清热泻火，解毒散肿。

【主治】肺癌（热毒炽盛证）

【来源】《肿瘤中医实用疗法》

❧ · 益气生血方 · ❧

【组成】人参10克，黄芪30克，鸡血藤20克，阿胶（烊冲）10克，麦冬15克，五味子9克，桂枝20克，炮附子（先煎）30克，菟丝子15克，女贞子15克，鹿茸3克，淫羊藿15克，沙参15克，当归9克，补骨脂15克，炒白术12克，熟地黄20克，紫河车12克，枸杞子15克。

【用法】每日1剂，水煎分2次服。

【功效】益气生血，温阳滋阴。

【主治】肺癌（气血两虚证）。

【来源】《肿瘤中医实用疗法》

❧ · 肺癌方 · ❧

【组成】葶苈子20克，大枣12枚，白花蛇舌草30克，石见穿10克，莪术15克，川贝母10克，龙葵15克，瓜蒌15克，生天南星15克，夏枯草10克，预知子10克，全蝎10克，麦冬10克，橘红10克，重楼10克，桔梗10克，甘草6克，前胡10克。

【用法】每日1剂，水煎分2次服。

【功效】化痰行水，祛瘀止咳。

【主治】肺癌（痰瘀阻肺证）。

【来源】实用中西医结合临床，2017，17（9）

益气除痰方

【组成】西洋参20克，党参15克，茯苓20克，枳壳15克，白术15克，法半夏10克，瓜蒌皮15克，浙贝母15克，鱼腥草20克，露蜂房10克，山慈菇10克。

【用法】每日1剂，水煎分2次服。

【功效】益气除痰，解毒散结。

【主治】肺癌（气虚痰阻证）。

【来源】中国医院药学杂志，2019，39（24）

润肺散结汤

【组成】人参10克，海浮石30克，麦冬15克，半夏12克，百合12克，生地黄20克，瓜蒌15克，玄参12克，鳖甲20克，生牡蛎30克，白英30克，灵芝10克，炙甘草10克。

【用法】每日1剂，水煎分2次服。

【功效】益气润肺，化痰散结。

【主治】肺癌（气阴两虚，痰浊泛肺证）。

【来源】河南中医，2010，30（7）

葶苈泻水汤

【组成】葶苈子15克，泽漆15克，猪苓20克，茯苓60克，泽泻12克，车前子15克，黄芪40克，人参10克，白英30克，夏枯草20克，生牡蛎30克，麦冬15克，生地黄15克，百合12克，麻黄4克。

【用法】每日1剂，水煎分2次服。

【功效】益气养阴，化痰行水。

【主治】肺癌（正虚水泛证）。

【来源】河南中医，2009，29（10）

生脉散合《千金》苇茎汤加减

【组成】西洋参10克（或太子参20克），麦冬15克，五味子10克，芦根30克，桃仁10克，薏苡仁20克，冬瓜仁20克。

药对：清热解毒类如白花蛇舌草＋半枝莲；理气活血类如桃仁＋莪术；祛湿化痰类如芦根＋冬瓜仁；以毒攻毒类如全蝎＋蜈蚣；软坚散结类如猫爪草＋山慈菇；扶正固本类如党参＋黄芪、淫羊藿＋补骨脂。病程中若见痰中带血，可加藕节、白茅根、仙鹤草、三七粉、云南白药等；若高热不退，加大青叶、生石膏、水牛角、安宫牛黄丸、清开灵等；若胸背痛，加延胡索、没药、川乌、三七粉等；若悬饮胸胁满闷，加葶苈子、大枣、商陆、车前草等。

【用法】每日1剂，水煎分2次服。

【功效】益气养阴，解毒化痰。

【主治】肺癌（阴虚毒热证）。

【来源】广州中医药大学学报，2019，36（8）

养肺抗癌方

【组成】黄芪45克，仙鹤草30克，白花蛇舌草30克，薏苡仁30克，北沙参30克，生晒参15克。

加减：血虚加当归15克，鸡血藤15克；气虚甚加党参20克，白术10克；咯血加合欢皮20克，仙鹤草10克；胸痛加郁金15克，三七6克，赤芍15克。

【用法】每日1剂，水煎分2次服。

【功效】清肺消瘤，益气养阴。

【主治】肺癌（气阴两虚证）。

【来源】现代中西医结合杂志，2020，29（9）

·温阳益气固本方·

【组成】黄芪30克，太子参30克，制附片8克，干姜5克，姜半夏10克，吴茱萸10克，菟丝子10克，补骨脂8克，陈皮8克，石斛10克，女贞子10克，当归10克，炙甘草5克。

【用法】每日1剂，水煎分2次服。

【功效】温阳益气，扶正固本。

【主治】肺癌（阳气不足证）。

【来源】中国中医药科技，2017，24（1）

·扶正化痰方·

【组成】半夏10克，茯苓15克，陈皮5克，甘草5克，杏仁10克，白芥子10克，浙贝母15克，桔梗15克，黄芪30克，白术15克，熟地黄15克，当归15克，枸杞子15克，丹参15克，白英15克，龙葵20克。

【用法】每日1剂，水煎分2次服。

【功效】益气扶正，化痰散结。

【主治】肺癌（气虚痰结证）。

【来源】世界中医药，2014，9（10）

·扶正解毒抗癌方·

【组成】生黄芪20克，珠子参15克，炙黄精15克，灵芝15克，鸡血藤15克，仙鹤草10克，生甘草10克，黑豆10克，重楼10克。

【用法】每日1剂，水煎分2次服。

【功效】益气扶正，清热解毒。

【主治】肺癌（正虚毒结证）。

【来源】中国医院用药评价与分析，2020，20（3）

❧· 清金益气汤加减 ·❧

【组成】生地黄15克，生黄芪10克，生甘草10克，知母10克，南沙参10克，玄参10克，牛蒡子9克，川贝母粉6克。

加减：头晕目眩，腰膝酸软加女贞子10克，麦冬10克，天冬10克，黄精10克；气短加酸枣仁20克，西洋参10克；颧红潮热，心烦咽燥加地骨皮10克，白薇6克。

【用法】每日1剂，水煎分2次服。

【功效】扶正培本，抗癌解毒。

【主治】肺癌（气阴两虚证）。

【来源】数理医药学杂志，2019，32（12）

❧· 沙参麦冬汤加减 ·❧

【组成】麦冬15克，沙参15克，白花蛇舌草15克，金荞麦15克，鱼腥草15克，桑叶10克，玉竹10克，天花粉10克，白扁豆10克，生甘草5克。

加减：阴虚热毒证可加龙葵、重楼以及山豆根等适量；痰凝湿阻证可加半夏、瓜蒌、薏苡仁以及夏枯草等适量；气阴两虚证可加人参、黄芪以及白术和党参等适量。

【用法】每日1剂，水煎分2次服。

【功效】清热养肺，润燥生津。

【主治】肺癌（阴虚肺热证）。

【来源】泰山医学院学报，2019，40（10）

❧ · 益气除痰方 · ❧

【组成】党参15克，生半夏15克（先煎），山慈菇15克，浙贝母15克，仙鹤草30克，茯苓15克。

【用法】每日1剂，水煎分2次服。

【功效】补气健脾，除痰通瘀。

【主治】肺癌（气虚痰瘀证）。

【来源】中医肿瘤学杂志，2019，1（4）

❧ · 清热解毒方 · ❧

【组成】石上柏15克，山慈菇15克，干蟾皮9克。

【用法】每日1剂，水煎分2次服。

【功效】清热解毒，祛湿化痰。

【主治】肺癌（热毒互结证）。

【来源】现代肿瘤医学，2019，27（10）

❧ · 救必应汤 · ❧

【组成】救必应20克，翠云草15克，薏苡仁30克，南沙参15克，连翘15克，炒鸡内金20克，蛤蚧1条，浙贝母10克，紫菀10克，杏仁10克，南山楂15克，甘草6克。

加减：咳甚痰多加鱼腥草、炙枇杷叶；便溏加葛根；胸痛加全蝎、蜈蚣；气虚加太子参；失眠加百合、首乌藤；下肢水肿加防己、猪苓、桂枝以利水；伴咳喘则加炙麻黄、细辛以定喘。

【用法】每日1剂，水煎分2次服。

【功效】清热解毒，散结祛瘀。

【主治】肺癌（瘀毒互结证）。

【来源】广西中医药，2018，41（6）

清肺固金汤合苇茎汤

【组成】苇茎30克,薏苡仁30克,桃仁15克,冬瓜仁15克,橘红9克,茯苓9克,瓜蒌仁15克,川贝母9克,桔梗9克,麦冬9克,知母9克,黄芩12克,栀子12克,桑白皮15克,甘草3克。

【用法】每日1剂,水煎分2次服。

【功效】养阴清肺,止咳化痰。

【主治】肺癌(阴虚痰热证)。

【来源】中药材,2015,38(8)

金岩饮

【组成】黄芪30克,鱼腥草30克,薏苡仁30克,党参15克,金荞麦15克,乌不宿15克,仙鹤草15克,陈皮12克,姜半夏10克,炒白术10克,茯苓10克,南沙参10克,北沙参10克,天冬10克,麦冬10克,三叶青10克,炒谷芽10克,炒麦芽10克,制女贞子10克,山茱萸10克,莪术10克,木香6克,砂仁6克。

【用法】每日1剂,水煎分2次服。

【功效】益气扶正,养阴解毒。

【主治】肺癌(气阴两虚证)。

【来源】中国中医药科技,2016,23(6)

第二节 外用方

贴敷方1

【组成】延胡索100克,丹参50克,白芥子、细辛、甘遂各30克,冰片20克。

【用法】以上药物打细粉备用。取穴：肺俞、定喘、膏肓、天突及阿是穴。取适量上述药粉以蜂蜜、黄酒、热水搅拌成糊状，采用输液贴将药物敷贴于上述腧穴，持续4小时，每日2次，隔日治疗1次。

【功效】活血散瘀，理气止痛，温肺化痰，止咳定喘。

【主治】肺癌导致的胸痛、憋气等。

【来源】新中医，2020，52（5）

∾ · 贴敷方2 · ∾

【组成】生白芥子3克，生麻黄3克，细辛3克，冰片1克。

【用法】各种药物碾磨成粉末，以麻油或水调成糊状，采用0.5厘米×0.5厘米的穴位贴，敷贴肺俞、定喘穴，2日1次，每次敷贴4~6小时。

【功效】宽胸理气，宣肺止咳化痰。

【主治】肺癌导致的胸痛、憋气、咳嗽等。

【来源】世界中西医结合杂志，2019，14（7）

∾ · 贴敷方3 · ∾

【组成】丁香6克，冰片0.3克，儿茶3克，血竭10克，皂角刺10克，白芷10克，麻黄6克，细辛6克，炮附片10克。

【用法】以上药物研粉混匀，按约每贴5克，姜汁调糊放入穴位贴，贴敷中府、膻中、大椎、肺俞、肾俞穴，每次6小时。隔日穴位贴敷1次，15日为1个疗程。

【功效】疏风散寒，止咳平喘。

【主治】肺癌咳喘（风寒闭肺证）。

【来源】吉林中医药，2019，39（6）

衡通热熨方

【组成】黄芪、半边莲各30克，吴茱萸、陈皮各6克，干姜、川芎、紫苏叶、制天南星各9克，佩兰、当归、白芷各12克，重楼10克，黄药子15克。

【用法】以上药物浓煎，棉纱毛巾浸汁后敷于中脘穴上；将粗盐包放进恒温箱加热至50~60℃后取出，置于患者中脘穴的棉纱毛巾上；棉纱毛巾及粗盐包视情况及时更换加热，一般棉纱毛巾5分钟一换，粗盐热熨包15分钟一换。

【功效】健脾和胃，燥湿化痰。

【主治】肺癌化疗后恶心、呕吐等。

【来源】浙江中医杂志，2019，54（7）

热熨方

【组成】小茴香250克，中等大小颗粒粗盐150克。

【用法】以上药物充分混合后装入20厘米×30厘米无纺布袋中，封口后在药袋表面喷洒适量水，置微波炉高火加热5~7分钟取出，用温控器测量药包温度50~60℃即可，老年人、感觉障碍者，温度≤50℃。在足三里处均匀涂抹一层凡士林，双手持药袋两端在穴位上快速轻轻用力推熨，随着药袋温度降低，渐渐增加推熨力度、减慢速度，持续3~5分钟；将药袋的另一面，放置于穴位上热敷5~10分钟（若低于55℃可再次加温）。

【功效】祛寒镇痛，理气和胃。

【主治】肺癌。

【来源】护理学杂志，2019，34（24）

❦·外洗方·❦

【组成】白鲜皮30克，苦参30克，黄芩10克，赤芍15克，紫草15克，金银花30克，荆芥15克，防风15克。

【用法】以上药物水煎取汁100毫升，加温水至500毫升后外洗，每日1剂，每日2次，6周为1疗程。

【功效】清热燥湿，祛风解毒，凉血活血。

【主治】肺癌引起的相关皮疹。

【来源】浙江中医药大学学报，2019，43（12）

第十五章　特发性肺纤维化

特发性肺纤维化是一种原因不明的好发于成人的慢性、进行性、致纤维化的间质性肺炎，其组织病理学和放射学表现为普通型间质性肺炎，局限于肺，临床后期可引起呼吸衰竭而死亡。根据有关统计，特发性肺纤维化在美国发病率为14~27.9/10万例，在欧洲为1.25~23.4/10万例，且发病率随年龄增长而增加；确诊后患者生存率随时间推移显著下降，其3年生存率为50%，5年生存率仅为20%。特发性肺纤维化发病率逐渐上升，致死率高，已经成为民众生活质量和生活健康的极大威胁，而目前西医却尚无理想治疗手段。

其病理特点为肺间质弥漫性浸润、纤维素性渗出等，主要表现为呼吸困难、气短、喘息、咳痰，临床特点为低氧血症、限制性通气功能障碍以及慢性、进行性加重的弥漫性肺间质纤维化，甚者可导致呼吸衰竭，严重影响患者生活质量和生命健康。

本病在中医学属于"肺痿""咳嗽""喘证""哮病""虚劳"等范畴。中医学认为本病多由先天不足，禀赋薄弱，正气虚衰，又复感外邪，肺中津液受损，肺叶萎惫，久病伤及脾、肾而引起。本病的病机主要是气虚、阴虚、痰热瘀阻三个方面，乃本虚标实之证。以肺气虚损为病理基础，本虚不仅在肺，尚与脾、肾有关；标实则多以痰、瘀为主。

第一节　内服方

❧·滋阴活血汤·❧

【组成】丹参20克，南沙参15克，北沙参15克，天冬15克，麦冬15克，橘红15克，当归15克，桃仁12克，杏仁12克，地龙12克，清半夏12克，川贝母10克，五味子10克，浙贝母10克，百部10克，甘草5克。

【用法】每日1剂，水煎分2次服。

【功效】滋阴润肺，化瘀止咳。

【主治】特发性肺纤维化（阴虚肺燥证）。

【来源】《中医专方全书》

❧·补肾通肺逐瘀汤·❧

【组成】黄芪30克，土茯苓30克，南沙参15克，北沙参15克，瓜蒌15克，丹参15克，五味子10克，法半夏10克，橘络10克，枳壳10克，款冬花10克，路路通10克，桃仁10克，百部10克，鳖甲（先煎）10克。

【用法】每日1剂，水煎分2次服。

【功效】补肾通肺，化痰逐瘀。

【主治】特发性肺纤维化（肾虚络瘀证）。

【来源】《中医专方全书》

❧·麻黄附子细辛汤加减·❧

【组成】瓜蒌30克，丹参30克，连翘30克，杏仁30克，当归

20克，川芎20克，石菖蒲20克，法半夏20克，葶苈子（包煎）15克，紫苏子15克，黄芩15克，太子参15克，玄参15克，浙贝母15克，制附子（先煎）10克，麻黄5克，细辛5克。

加减：大便不成形者，加山药30克，茯苓20克，补骨脂15克；激素样面容者，加防己、赤小豆各30克，牛膝20克；X线显示有肺泡壁增厚者，加鳖甲（先煎）15克，全蝎5克。

【用法】每日1剂，水煎分2次服。

【功效】温阳化瘀逐痰。

【主治】特发性肺纤维化（阳虚痰瘀证）。

【来源】《中医专方全书》

· 芪术肺纤汤 ·

【组成】黄芪30~100克，党参20克，莪术10克，三棱10克，黄精10克，巴戟天15克，杏仁10克，全蝎5克。

加减：肺阴亏虚者，酌加西洋参10克，麦冬15克，百合15克，生地黄12克，熟地黄12克，五味子5克；阳虚者，酌加芡实15克，补骨脂15克，淫羊藿12克，煅龙骨（先煎）30克，煅牡蛎（先煎）30克；痰浊阻肺者，酌加法半夏10克，竹茹10克，陈皮12克，茯苓15克。

【用法】每日1剂，水煎分2次服。

【功效】补肺益气，化瘀通络。

【主治】特发性肺纤维化（瘀阻肺络证）

【来源】《中医专方全书》

· 化纤汤 ·

【组成】黄芪30克，鸡血藤30克，党参20克，当归15克，丹

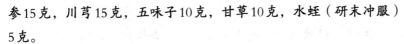

参15克，川芎15克，五味子10克，甘草10克，水蛭（研末冲服）
5克。

　　加减：痰盛者，加旋覆花（包煎）12克，白芥子12克，前胡
10克，皂荚10克，紫苏子10克；湿重者，加陈皮10克，厚朴
10克，茯苓12克；咳喘不止者，酌加杏仁10克，前胡10克，紫菀
10克，款冬花12克；疲劳者，加枸杞子12克，杜仲12克；肾气虚
者，酌加山药10克，巴戟天10克，淫羊藿12克，菟丝子12克；精
亏者，加熟地黄12克，制何首乌12克，女贞子12克。

　　【用法】每日1剂，水煎分2次服。

　　【功效】益气活血，化瘀通络。

　　【主治】特发性肺纤维化（瘀阻肺络证）。

　　【来源】《中医专方全书》

❧·肺痿方·❧

　　【组成】炙黄芪30克，太子参30克，鱼腥草20克，麦冬15克，
牛膝15克，虎杖12克，紫苏子10克，三七（研末冲服）5克，炙
甘草3克。

　　加减：胸痛者，加丝瓜络10克，旋覆花（包煎）12克。

　　【用法】每日1剂，水煎分2次服。

　　【功效】益气养阴，润燥活血。

　　【主治】特发性肺纤维化（阴虚肺燥证）。

　　【来源】《中医名方全书》

❧·温润养血汤·❧

　　【组成】黄芪15克，熟地黄15克，太子参15克，当归15克，
款冬花15克，丹参10克，麦冬10克，紫苏子10克，蛤蚧（研末冲

服）10克，桂枝10克，炙甘草10克，三七（研末冲服）5克。

加减：咳嗽剧者，加蒸百部15克，杏仁10克；胸痛痰多，色黄质稠者，加金荞麦20克，鱼腥草15克；胸闷痰多，质稠易咳者加苍术、茯苓皮、白术各12克；神疲乏力，气短懒言者，黄芪、太子参各加至30克；胸闷者，加郁金15克，枳壳12克；痰中带血者，加制大黄10克，白及12克；气喘者，加葶苈子（包煎）10克，射干10克，炙麻黄10克。

【用法】每日1剂，水煎分2次服。

【功效】润肺止咳，养血通络。

【主治】特发性肺纤维化（阴虚络瘀证）。

【来源】《中医名方全书》

❧· 治肺痿方 ·❧

【组成】丹参30克，党参12克，水蛭10克，当归10克，桃仁10克，陈皮10克，法半夏10克，白果10克，炙甘草5克。

加减：咽部呈暗红色者，加赤芍12克，泽兰10克。

【用法】每日1剂，水煎分2次服。

【功效】活血化瘀，化痰通络。

【主治】特发性肺纤维化（瘀阻肺络证）。

【来源】《中医名方全书》

❧· 肺肾阴虚平喘方 ·❧

【组成】枇杷叶20克，桑白皮20克，紫菀15克，款冬花15克，山药15克，黄芪10克，当归10克，半夏10克，陈皮10克，炙甘草10克。

【用法】每日1剂，水煎分2次服。

【功效】补益肺肾，化痰平喘。

【主治】特发性肺纤维化（肺肾阴虚证）。

【来源】辽宁中医药大学学报，2019，21（8）

❧ · 补肺平喘汤 · ❧

【组成】党参30克，黄芪30克，熟地黄20克，蛤蚧15克，紫菀15克，桑白皮10克，白术10克，桔梗10克，炙甘草10克。

【用法】每日1剂，水煎分2次服。

【功效】补肺养肾，益气平喘。

【主治】特发性肺纤维化（肺肾两虚证）。

【来源】辽宁中医药大学学报，2019，21（8）

❧ · 肺痿冲剂方 · ❧

【组成】西洋参15克，三七粉3克，山茱萸15克，五味子15克，紫菀15克，麦冬15克，银杏叶10克，炙甘草10克。

【用法】每日1剂，水煎分2次服。

【功效】益气活血，清肺止咳。

【主治】特发性肺纤维化（气虚血瘀证）。

【来源】中医杂志，2013，54（6）

❧ · 补阳还五汤加减 · ❧

【组成】黄芪30克，党参20克，茯苓15克，熟地黄10克，白前10克，川芎10克，赤芍10克，当归10克，桃仁10克，地龙10克，半夏10克，白术10克，红花5克，陈皮5克，甘草5克。

【用法】每日1剂，水煎分2次服。

【功效】补气养血，祛瘀通络。

【主治】特发性肺纤维化（气虚血瘀证）。

【来源】现代中西医结合杂志，2016，25（12）

·补肾益肺化纤方·

【组成】黄芪20克，北沙参20克，川芎15克，生地黄15克，当归15克，麦冬12克，五味子12克，陈皮12克，制银杏叶10克，法半夏10克，炙甘草5克。

【用法】每日1剂，水煎分2次服。

【功效】补肾益肺，活血化瘀。

【主治】特发性肺纤维化（气虚瘀阻证）。

【来源】四川中医，2017，35（6）

·参龙煎剂·

【组成】黄芪25克，北沙参20克，当归15克，川芎15克，熟地黄15克，地龙10克，甘草15克。

【用法】每日1剂，水煎分2次服。

【功效】补肺益气，活血通络。

【主治】特发性肺纤维化（气虚络瘀证）。

【来源】中华中医药杂志，2016，31（5）

·养阴益气汤·

【组成】黄芪15~60克，党参12~50克，白茅根25~50克，南、北沙参各10~20克，玄参12~30克，芦根30克，白芍6克，杏仁9克，浙贝母9克，炙甘草9~30克，炙百部10克，大枣8枚，丹参6克，当归尾9克，鳖甲6克。

【用法】每日1剂，水煎分2次服。

【功效】益气养阴，化痰通瘀。

【主治】特发性肺纤维化（气阴两虚证）。

【来源】山东医药，2016，56（29）

⌁· 屏风生脉散 ·⌁

【组成】黄芪30克，人参30克，白术10克，麦冬10克，五味子10克，防风6克。

【用法】每日1剂，水煎分2次服。

【功效】扶正固表，益气养阴。

【主治】特发性肺纤维化（气阴两虚证）

【来源】现代中西医结合杂志，2017，26（24）

⌁· 养阴益气方 ·⌁

【组成】党参20克，麦冬20克，生百合20克，生地黄20克，半夏10克，北沙参10克，川贝母10克，玉竹10克，白术15克，黄芪15克，桔梗15克，紫菀15克，竹茹15克，五味子15克。

【用法】每日1剂，水煎分2次服。

【功效】养阴益气，润肺止咳。

【主治】特发性肺纤维化（气阴两虚证）。

【来源】陕西中医，2014，35（2）

⌁· 肺纤煎 ·⌁

【组成】党参15克，黄芪20克，沙参15克，麦冬15克，制半夏9克，黄芩6克，三棱9克，莪术9克，蜈蚣2克，全蝎3克，甘草6克。

【用法】每日1剂，水煎分2次服。

【功效】补气润肺，活血通络。

【主治】特发性肺纤维化（气虚血瘀证）。

【来源】上海中医药大学学报，2014，28（3）

·血府逐瘀汤·

【组成】桃仁12克，红花9克，当归9克，生地黄9克，牛膝9克，川芎4.5克，桔梗4.5克，赤芍6克，枳壳6克，甘草6克，柴胡3克。

【用法】每日1剂，水煎分2次服。

【功效】活血化瘀，行气化滞。

【主治】特发性肺纤维化（气滞血瘀证）。

【来源】中国中医急症，2015，24（9）

·消癥汤·

【组成】鳖甲20克，浙贝母9克，夏枯草9克，玄参12克，黄芪20克，太子参15克，牡丹皮15克，海浮石15克，甘草9克。

【用法】每日1剂，水煎分2次服。

【功效】软坚消癥，益气养阴。

【主治】特发性肺纤维化（痰瘀互结证）。

【来源】世界中医药，2016，11（12）

·补肾通络汤·

【组成】仙茅15克，淫羊藿15克，炙黄芪60克，威灵仙20克，三棱10克，莪术10克，旋覆花15克，黄芩10克，半夏10克，干姜10克，五味子10克，地龙15克。

【用法】每日1剂，水煎分2次服。

【功效】补肾益气，化瘀通络。

【主治】特发性肺纤维化（肺络痹阻证）。

【来源】时珍国医国药，2017，28（2）

～・益气活血通络汤・～

【组成】黄芪30克，党参20克，白术15克，丝瓜络15克，丹参15克，仙鹤草15克，橘络10克，三七6克，甘草6克。

加减：咳喘、气短重者，加党参30克，山药20克；久咳重者，加浙贝母15克，炙百部15克；瘀血重者，加红花10克，赤芍10克。

【用法】每日1剂，水煎分2次服。

【功效】益气健脾，活血通络。

【主治】特发性肺纤维化（气虚血瘀证）。

【来源】陕西中医，2016，37（11）

～・通纤汤・～

【组成】党参12克，白术10克，茯苓10克，甘草5克，白芍10克，附子12克，生姜6克，威灵仙12克，水蛭5克，姜黄10克。

【用法】每日1剂，水煎分2次服。

【功效】温经通痹，祛痰化瘀。

【主治】特发性肺纤维化（阳虚络瘀证）。

【来源】中国中医急症，2016，25（2）

～・阳和汤加减・～

【组成】熟地黄20克，鹿角胶10克，麻黄6克，肉桂4克，白芥子10克，炮姜10克，炙甘草10克，三七粉2克，当归10克，红景天10克，桃仁10克，川芎10克，丝瓜络10克。

【用法】每日1剂，水煎分2次服。

【功效】温阳补血，化痰通络。

【主治】特发性肺纤维化（阳虚血瘀证）。

【来源】中国继续医学教育，2016，8（3）

·消风散加减·

【组成】荆芥10克，防风10克，生石膏30克，知母12克，牛蒡子10克，当归12克，生地黄15克，蝉蜕10克，苍术10克，桔梗10克，杏仁10克，僵蚕10克，紫菀10克，甘草6克。

加减：痰黏不易咯出者，加浙贝母12克；咳嗽重者，加百部10克，白前10克。

【用法】每日1剂，水煎分2次服。

【功效】祛风除闭，清热凉血。

【主治】特发性肺纤维化（风热闭肺证）。

【来源】中国临床医生，2003（2）

·甘露消毒丹加减·

【组成】通草10克，滑石15克，藿香10克，茵陈15克，菖蒲10克，连翘10克，薄荷10克，射干10克，黄芩10克，浙贝母10克，白豆蔻10克，桔梗10克，杏仁10克，前胡10克，芦根10克，生薏苡仁30克。

【用法】每日1剂，水煎分2次服。

【功效】除湿清热，宣肺开郁。

【主治】特发性肺纤维化（湿热郁闭证）。

【来源】中国临床医生，2003（2）

～·四逆散合茯苓杏仁甘草汤加减·～

【组成】柴胡15克，枳实10克，赤芍10克，白芍10克，茯苓15克，杏仁10克，半夏15克，旋覆花10克，紫苏子10克，青黛10克，海蛤壳15克，鸡血藤30克，甘草10克。

【用法】每日1剂，水煎分2次服。

【功效】理气开郁，化痰除饮。

【主治】特发性肺纤维化（气滞痰阻证）。

【来源】中医临床研究，2016，8（25）

～·麦味地黄丸合桃红四物汤加减·～

【组成】熟地黄10克，牡丹皮10克，泽泻10克，山药10克，茯苓10克，麦冬10克，五味子10克，红花10克，山茱萸10克，桃仁10克，赤芍10克，当归10克，黄芪10克，川芎10克，党参15克。

加减：食少纳呆者，去熟地黄，加陈皮10克，枳壳10克，白豆蔻10克；胸闷胸痛者，加瓜蒌皮10克，郁金10克，枳壳10克；痰液黄稠者，加贝母10克，连翘10克，前胡10克；咳喘气逆者，可加人参10克，代赭石10克。

【用法】每日1剂，水煎分2次服。

【功效】补肺益肾，活血化瘀。

【主治】特发性肺纤维化（肺肾阴虚证）。

【来源】中国当代医药，2014，21（26）

～·清燥救肺汤加减·～

【组成】桑叶15克，生石膏30克，阿胶10克，麦冬15克，杏仁10克，炙杷叶10克，党参10克，甘草6克。

加减：咳痰带血者加白茅根30克，三七粉6克；咳吐脓痰量多者加鱼腥草30克，瓜蒌30克；唇甲紫绀，舌暗者加牡丹皮12克，赤芍10克；气短肢冷畏寒者去生石膏加蛤蚧1对，肉桂6克。

【用法】每日1剂，水煎分2次服。

【功效】养阴润肺，清金降火。

【主治】特发性肺纤维化（阴虚肺燥证）。

【来源】北京中医，2005（2）

加味四物汤

【组成】当归20克，丹参15克，川芎12克，水蛭2克，肉桂6克。

【用法】每日1剂，水煎分2次服。

【功效】益气活血，化瘀通络。

【主治】特发性肺纤维化（气虚络瘀证）。

【来源】山西中医，2013，29（2）

通络益肺方

【组成】西洋参10克，水蛭3克，全蝎6克，僵蚕10克，蝉蜕10克，皂荚3克，蛤蚧1对，黄芪60克，白术10克，冬虫夏草2克，重楼6克，川贝母10克，防风10克，甘草10克。

【用法】每日1剂，水煎分2次服。

【功效】益气养阴，祛瘀通络。

【主治】特发性肺纤维化（气虚络瘀证）。

【来源】中医临床研究，2016，8（25）

第二节　外用方

·· 贴敷方1 ··

【组成】细辛、白芥子、冰片、前胡、白芷、麻黄、半夏、薄荷、大黄各等份。

【用法】取穴：肺俞、膏肓、百劳、大椎、膈俞、膻中、大杼、天突、内关、命门。取药粉适量，加鲜姜汁80毫升左右，调成糊状，摊在3厘米×3厘米的油纸上，敷于穴位上，胶布固定4~8小时。每次选4穴，两侧肢体交替取穴。每周敷贴2次，5~7次为1个疗程。

【功效】化痰止咳平喘。

【主治】特发性肺纤维化（痰浊阻肺证）。

【来源】《当代中医外治妙方》

·· 贴敷方2 ··

【组成】黄芪、白芥子、细辛、麻黄各等份。

【用法】取肺俞、脾俞、肾俞、天突、定喘、命门等穴。用纱布将穴位部位擦拭干净后，将上述药粉用鲜生姜汁调合后做成直径1~2厘米的药饼贴敷在穴位上，予以胶布外固定，留药4~6小时后撕除。夏天贴敷效果更理想，一般每周1次，需连续贴敷3年。

【功效】化痰止咳平喘。

【主治】特发性肺纤维化（肺气虚证）。

【来源】《内科常见病外治疗法》

❧· 离子导入方 ·❧

【组成】虎杖15克，冬瓜仁30克，鱼腥草20克，北沙参10克，南沙参10克，生地黄10克，麦冬10克，白术10克，当归10克，红花10克，桃仁10克，熟地黄10克，炙甘草10克。

【用法】上药水煎2遍，过滤、沉淀、浓缩，使用中频治疗仪治疗，中药取约200毫升，微波炉加热1~2分钟，温度以患者觉舒适为宜，将中药煎剂浸渍于药物垫上（5~6层棉布，15厘米×12厘米）包裹2个铅板电极，用弹力绷带固定于患者肺部啰音最明显的部位。

【功效】益气养阴，化痰止咳，活血化瘀。

【主治】特发性肺纤维化（气阴两虚兼血瘀证）。

【来源】中国中医急症，2015，24（10）

❧· 灌肠方 ·❧

【组成】半夏、陈皮、茯苓、枳实、厚朴、石菖蒲、郁金、胆南星、远志、桃仁各10克，川芎15克。

【用法】将上药每日1剂水煎，取液300毫升，用150毫升，药温36~40℃，直肠滴注，每日2次，用7日。

【功效】宣肺通腑，化痰定喘。

【主治】特发性肺纤维化（痰瘀腑实证）。

【来源】《当代中医外治妙方》

第十六章　肺结节病

结节病是一种原因不明的多系统、多器官受累的肉芽肿性疾病，主要侵犯肺和淋巴系统，其次是眼部和皮肤。肺结节病的特点是起病隐匿、病程缓慢，且早期临床症状不明显，多于体检时行胸部X线或CT检查时被发现。

现代多认为肺结节病属于中医学"咳嗽""喘证""痰核""瘰疬"等范畴。其基本病机为气虚痰瘀痹阻肺络。外感六淫、情志内伤、饮食失宜、劳逸失度、禀赋不足等皆可导致气滞水停而为痰，痰气互结，日久血行受阻而成瘀，由表及里，侵及于肺，痰瘀痹阻肺络而发为结节。

第一节　内服方

～· 三棱丸 ·～

【组成】荆三棱二两，木香二两，桃仁二两，附子二两，槟榔二两，川大黄四两，诃子四两，鳖甲三两，吴茱萸一两。

【用法】上药研为细末，以酒煮面糊为丸，如梧桐子大。每次二十丸，每日三次，饭前用生姜汤送服。

【功效】活血化瘀，养阴软坚。

【主治】肺结节病（气血瘀滞证）。

【来源】《太平圣惠方》

❧ · 五灵脂丸 · ❧

【组成】五灵脂五两，木香一两，马兜铃半两，葶苈子半两。

【用法】上药研为细末，枣肉和为丸，如梧桐子大。每次二十丸，日三服，生姜汤送服。

【功效】清肺解毒，化瘀行气。

【主治】肺结节病（瘀热互结证）。

【来源】《普济方》

❧ · 化坚汤 · ❧

【组成】白术（去芦）二钱，白茯苓（去皮）三钱，当归三钱，川芎一钱五分，香附（炒）二钱，山楂二钱，枳实一钱，陈皮二钱，半夏（姜汁炒）二钱，红花八分，桃仁（去皮、尖用）十粒，莪术一钱，甘草八分。

【用法】上锉一剂。加生姜三片，水煎，温服。

【功效】理气化瘀，消积散痞。

【主治】肺结节病（痰瘀互结证）。

【来源】《寿世保元》

❧ · 半夏汤 · ❧

【组成】半夏三两，桑根白皮三两，细辛三两，前胡三两，桔梗二两，炙甘草二两，贝母二两，柴胡二两，人参二两，诃子二两，白术二两。

【用法】上药研为粗末。每服三钱匕，加大枣三枚，生姜三片，水煎，去渣，温服，早饭后、晚睡前各一次。

【功效】行气化痰，润肺散结。

【主治】肺结节病（气滞痰结证）。

【来源】《圣济总录》

·槟榔散·

【组成】槟榔二两，郁李仁二两，赤茯苓一两半，赤芍一两半，吴茱萸一两半，荆三棱一两半，诃子皮一两半，青皮一两半。

【用法】上药研为粗散。每服三钱，用水一升，加生姜一钱，煎取半升，去渣，温服，不拘时候。

【功效】行气活血，化瘀散结。

【主治】肺结节病（气滞血瘀证）。

【来源】《普济方》

·活血散瘿汤·

【组成】白芍一钱，当归一钱，陈皮一钱，川芎一钱，半夏一钱，熟地黄一钱，人参一钱，茯苓一钱，丹皮一钱，红花五分，昆布五分，木香五分，甘草节五分，青皮三分，肉桂三分。

【用法】水二盅，煎八分，量病上下服，再饮酒一小杯。

【功效】活血化瘀，行气散结。

【主治】肺结节病（血瘀气滞证）。

【来源】《外科正宗》

·枳实木香丸·

【组成】枳实四两，木香二两，陈皮二两，人参二两，海藻二两，葶苈二两，芍药一两半，丁香一两。

【用法】上药研为细末，枣肉和为丸，如梧桐子大。每次二十丸，日三服，生姜汤送服。

【功效】化痰软坚，行气散结。

【主治】肺结节病（气滞痰结证）。

【来源】《普济方》

阴阳攻积丸

【组成】吴茱萸一两，干姜一两，官桂一两，川芎一两，黄连八钱，半夏八钱，橘红八钱，茯苓八钱，槟榔八钱，厚朴八钱，枳实八钱，菖蒲八钱，延胡索八钱，人参八钱，沉香八钱，琥珀八钱，桔梗八钱，巴豆霜（另研）五钱，皂角六两。

【用法】煎汁泛丸，每服八分，渐加至一钱半，姜汤下。

【功效】益气温阳，化痰散结。

【主治】肺结节病（阳虚痰结证）。

【来源】《类证治裁》

化瘀散结方

【组成】党参10克，臭牡丹20克，郁金10克，土茯苓15克，夏枯草10克，浙贝母10克，鳖甲10克，淫羊藿10克，菟丝子10克，鸡内金10克，蒲公英15克，天葵子10克，甘草5克，木香10克，佛手10克。

【用法】每日1剂，水煎分2次服。

【功效】祛痰化瘀，软坚散结。

【主治】肺结节病（痰瘀互结证）。

【来源】湖南中医杂志，2020，36（4）

活血通络消癥方

【组成】生黄芪20克，太子参20克，女贞子15克，当归10克，三七10克，浙贝母10克，生牡蛎20克，三棱10克，莪术10克，海藻10克，炙鳖甲15克，夏枯草20克，红景天15克。

【用法】每日1剂，水煎分2次服。

【功效】益气养阴，活血化瘀散结。

【主治】肺结节病（气阴两虚，瘀阻肺络证）。

【来源】贵阳中医学院学报，2018，40（6）

·芪术合剂·

【组成】炙黄芪20克，炒苦杏仁10克，丹参15克，醋莪术15克，黄芩15克，浙贝母15克，蜜紫菀20克，太子参20克，赤芍20克，片姜黄10克，牡丹皮10克，麸炒白术10克，知母20克，炒僵蚕10克，蝉蜕10克，蜜桑白皮20克，陈皮10克，甘草10克。

【用法】每日1剂，水煎分2次服。

【功效】清热解毒，祛瘀散结。

【主治】肺结节病（痰热瘀肺证）。

【来源】亚太传统医药，2018，14（11）

·益气散结方·

【组成】炙黄芪15克，黄精10克，法半夏10克，陈皮10克，茯苓10克，浙贝母10克，生牡蛎30克，猫爪草15克，八月札10克，夏枯草10克，青皮10克，生甘草3克。

【用法】每日1剂，水煎分2次服。

【功效】益气健脾，化痰散结。

【主治】肺结节病（气虚痰结证）。

【来源】四川中医，2018，36（8）

·∾ 清燥救肺汤加减 ∾·

【组成】桑白皮15克，桑叶10克，生石膏30克，杏仁10克，沙参15克，麦冬10克，阿胶10克，黑芝麻10克，枇杷叶9克，芦根30克，黛蛤散10克，白花蛇舌草30克，生甘草6克，石斛10克，半枝莲15克，浙贝母9克，黄芪20克，丹参20克。

【用法】每日1剂，水煎分2次服。

【功效】清热润燥，化痰解毒。

【主治】肺结节病（燥热痰结证）。

【来源】世界中医药，2014，9（11）

·∾ 生脉饮合六味地黄丸加减 ∾·

【组成】党参15克，麦冬15克，五味子5克，熟地黄15克，山茱萸15克，山药15克，牡丹皮15克，赤芍15克，泽泻10克，鳖甲15克，薏苡仁15克，猫人参15克，山慈菇15克。

【用法】每日1剂，水煎分2次服。

【功效】益气养阴，化痰散结。

【主治】肺结节病（正虚痰结证）。

【来源】湖南中医杂志，2017，33（11）

·∾ 散结方 ∾·

【组成】龙骨10克，牡蛎10克，半枝莲6克，白花蛇舌草10克，浙贝母10克，党参10克，白术10克，桃仁10克，桂枝6克，柴胡10克，陈皮10克，炙甘草6克。

【用法】每日1剂，水煎分2次服。

【功效】行气散结，化痰扶正。

【主治】肺结节病（气虚痰结证）。

【来源】江西中医药，2018，49（8）

·化痰解毒方·

【组成】金荞麦15克，化橘红15克，皂角刺15克，百合15克，鱼腥草12克，三叶青12克，麦冬12克，蝉蜕6克，僵蚕6克，炙甘草6克，太子参30克，瓜蒌皮30克，芦根30克，首乌藤30克，北沙参9克，浙贝母9克。

【用法】每日1剂，水煎分2次服。

【功效】益气养阴，化痰解毒散结。

【主治】肺结节病（肺肾气阴两虚，痰毒凝结证）。

【来源】浙江中医杂志，2018，53（2）

·疏肝散结汤·

【组成】北沙参15克，白术9克，白茯苓10克，甘草6克，柴胡5克，枳壳9克，炒白芍12克，浙贝母6克，天葵子9克，夏枯草6克，鱼腥草15克，金荞麦10克，大血藤10克，败酱草15克，丹参15克，灵芝9克，熟地黄10克，制香附6克，炒谷芽15克。

【用法】每日1剂，水煎分2次服。

【功效】养阴清肺，疏肝理脾，化痰散结。

【主治】肺结节病（气郁痰凝证）。

【来源】时珍国医国药，2018，29（1）

·润肺止咳汤·

【组成】白菊花12克，桑叶15克，甘草6克，桑白皮15克，莪术12克，百合15克，山药15克，穿山龙15克，太子参20克，黄芪20克，薏苡仁30克，麦冬12克，金荞麦30克，三叶青15克，虎杖20克，枸杞子15克，南、北沙参各15克。

【用法】每日1剂，水煎分2次服。

【功效】益气养阴，活血化瘀。

【主治】肺结节病（气虚血瘀证）。

【来源】中华中医药杂志，2015，30（11）

∽· 化痰散结汤 ·∽

【组成】紫背天葵15克，炙白芥子10克，川芎15克，瓜蒌15克，珍珠母30克，郁金12克，海藻15克，陈皮15克，法半夏12克，生黄芪15克，生甘草15克，蜈蚣3条，浙贝母15克，夏枯草15克，麦冬15克。

【用法】每日1剂，水煎分2次服。

【功效】软坚化痰，理气活血。

【主治】肺结节病（痰瘀阻肺证）。

【来源】中华中医药杂志，2014，29（10）

∽· 芪银归草散结汤 ·∽

【组成】生黄芪20克，金银花30克，当归15克，甘草6克，旋覆花（包煎）10克，桔梗6克，瓜蒌皮15克，生牡蛎30克，夏枯草15克，白芥子10克，海藻10克，丹参15克，莪术10克，川芎10克，灵芝15克。

【用法】每日1剂，水煎分2次服。

【功效】活血化痰，补益肺气。

【主治】肺结节病（肺虚痰阻证）。

【来源】辽宁中医药大学学报，2010，12（5）

❦·益气化痰汤·❦

【组成】党参30克，茯苓15克，陈皮10克，白术15克，葶苈子25克，大枣6枚，款冬花15克，杏仁10克，丹参20克，僵蚕15克，白矾10克，鸡内金25克，土贝母15克，丝瓜络30克，王不留行15克，甘草5克。

【用法】每日1剂，水煎分2次服。

【功效】化痰去浊，益气活血。

【主治】肺结节病（气滞痰阻证）。

【来源】甘肃中医，2009，22（10）

❦·益肺散结方·❦

【组成】北沙参15克，党参15克，黄芪15克，女贞子15克，杜仲10克，鳖甲10克，牡蛎30克，天竺黄15克，郁金10克，石菖蒲6克，丹参15克，当归15克，玫瑰花10克，香附12克，枸骨叶15克。

【用法】每日1剂，水煎分2次服。

【功效】化痰行瘀，散结扶正。

【主治】肺结节病（痰瘀互结证）。

【来源】中华中医药杂志，2020，35（4）

❦·麻黄连翘赤小豆汤加减·❦

【组成】麻黄4克，连翘30克，薏苡仁30克，白芥子6克，金荞麦30克，升麻6克，鳖甲24克，肉桂10克，细辛3克，山慈菇10克，干姜10克，芒硝6克，僵蚕10克，姜半夏20克，浙贝母10克，藤梨根15克，灵芝6克，红景天6克，王不留行6克，蜈蚣2条（粉）（冲服）。

【用法】每日1剂，水煎分2次服。

【功效】解表扩络，化浊行血。

【主治】肺结节病（瘀阻肺络证）。

【来源】世界中西医结合杂志，2019，14（9）

⊷ 养阴清肺汤加减 ⊷

【组成】玄参30克，桔梗15克，太子参30克，浙贝母12克，红花10克，莪术10克，角刺10克，僵蚕10克，山慈菇10克，夏枯草30克，陈皮12克，射干10克，地龙8克，茯苓30克，灵芝30克，山药30克，木蝴蝶10克，百合15克，醋鳖甲30克，芡实12克。

【用法】每日1剂，水煎分2次服。

【功效】益气养阴，豁痰化瘀散结。

【主治】肺结节病（痰瘀互结证）。

【来源】医学信息，2019，32（17）

⊷ 肺康方 ⊷

【组成】党参28克，黄芪15克，炒白术12克，云茯苓15克，麦冬20克，水蛭9克，蜈蚣2条，丹参24克，桃仁15克，川芎12克，炒地龙12克，黄芩15克，白花蛇舌草24克，薏苡仁30克，甘草9克。

【用法】每日1剂，水煎分2次服。

【功效】补脾益肺，化痰行瘀。

【主治】肺结节病（气虚痰瘀证）。

【来源】世界最新医学信息文摘，2018，18（28）

⊷ 大柴胡汤合桂枝茯苓丸加减 ⊷

【组成】柴胡10克，黄芩10克，炒白芍10克，法半夏10克，枳实10克，熟大黄6克，桂枝10克，茯苓10克，牡丹皮10克，桃仁10克，瓜蒌皮10克，蜜紫菀10克，款冬花10克，陈皮6克，南沙参15克，生甘草6克。

【用法】每日1剂，水煎分2次服。

【功效】疏肝行气，祛瘀化痰。

【主治】肺结节病（气滞血瘀证）。

【来源】中医药导报，2019，25（7）

·清肺通络汤·

【组成】生地黄15克，丹参10克，赤芍10克，郁金10克，黄芩5克，瓜蒌皮10克，茯苓10克，蜜远志10克，忍冬藤30克，山慈菇5克，炒麦芽15克，陈皮6克，绞股蓝10克，生薏苡仁30克，生甘草6克。

【用法】每日1剂，水煎分2次服。

【功效】养阴润肺，健脾化痰，活血散结。

【主治】肺结节病（痰瘀互结，肺阴亏虚证）。

【来源】中医药导报，2019，25（7）

·消瘤汤1号方·

【组成】北柴胡25克，酒白芍20克，郁金15克，香附15克，夏枯草30克，生牡蛎（先煎）30克，生半夏15克，川芎15克，甘草10克，陈皮15克，枳实15克。

【用法】每日1剂，水煎分2次服。

【功效】疏肝解郁，化痰散结。

【主治】肺结节病（肝郁痰凝证）。

【来源】实用中医内科杂志，2020，34（5）

ᕼᕤᕦ · 升陷汤加味 · ᕦᕤᕼ

【组成】黄芪30克，知母10克，北柴胡10克，升麻10克，桔梗10克，丹参15克，桃仁10克，红花10克，川芎10克，山楂15克，王不留行10克，夏枯草15克，山慈菇10克，香附10克，黄芩10克。

【用法】每日1剂，水煎分2次服。

【功效】补气活血，化痰散结。

【主治】肺结节病（气虚痰阻证）。

【来源】中医杂志，2015，56（4）

ᕼᕤᕦ · 益气散结方 · ᕦᕤᕼ

【组成】太子参15克，炙黄芪10克，炒白术10克，茯苓10克，法半夏5克，陈皮5克，玄参15克，丹参15克，海带15克，海藻15克，海蛤壳15克，浙贝母10克，桃仁10克，杏仁10克，生牡蛎30克（先煎），生甘草3克。

【用法】每日1剂，水煎分2次服。

【功效】益气活血，化痰软坚。

【主治】肺结节病（气虚痰结证）。

【来源】江苏中医，1989（7）

ᕼᕤᕦ · 益肾宣肺方 · ᕦᕤᕼ

【组成】生地黄、熟地黄各9克，山药9克，山茱萸9克，炙鳖甲9克，地龙9克，牡丹皮9克，炙麻黄12克，麻黄根9克，连翘9克，赤小豆9克，桑白皮9克，瓜蒌仁（打）9克，西洋参6克，天冬9克，五味子9克，蜂房9克，天花粉9克，炙甘草9克，木贼9克，何首乌9克，蛤蚧半对，鱼腥草9克，蛇蜕6克。

【用法】每日1剂，水煎分2次服。

【功效】宣肺散结，益气补肾。

【主治】肺结节病（正虚痰结证）。

【来源】天津中医药，2006（6）

第二节　外用方

·贴敷方1·

【组成】百合15克，茯苓、陈皮、瓜蒌仁、丹参各10克，法半夏、枳实、黄芩各6克，制胆南星、苦杏仁各3克。

【用法】上药按照相应的比例磨成药粉，用时以蜂蜜和开水调成稠糊状，制成直径约1厘米的药饼，固定于无菌敷贴中间，贴敷于肺俞、膻中、天突、大椎、肾俞，以抗过敏胶布固定，平均贴敷3~6小时。每日1次，疗程为1个月。

【功效】益气养阴，化痰散瘀。

【主治】肺结节病（痰瘀阻肺证）。

【来源】新中医，2020，52（5）

·贴敷方2·

【组成】五倍子6克。

【用法】上药研末，加少量食醋制成圆饼，放于专用贴剂中，敷于神阙穴，留药6小时，每日1次。

【功效】益气养阴，化痰散瘀。

【主治】肺结节病伴有盗汗者。

【来源】中国中医药科技，2018，25（3）

·贴敷方3·

【组成】延胡索、白芥子、细辛、甘遂、麝香。

【用法】以上药物按2∶2∶1∶1∶0.1的比例研磨成细粉，再以生姜汁调匀成膏，分别于初伏、中伏、末伏的第1天进行穴位天灸，取穴为双侧肺俞、膏肓，每次外敷时间为1~3小时。若天灸时皮肤刺痒难忍、灼热疼痛则应立即取下，最长不超过3小时。

【功效】化痰散瘀。

【主治】肺结节病伴有胸闷者。

【来源】中国新药杂志，2019，28（9）

第十七章　过敏性肺炎

过敏性肺炎，也称为外源性变应性肺泡炎，是指易感个体反复吸入有机粉尘等抗原后诱发的一种弥漫性间质性肉芽肿性肺病。病理表现为肺部炎症反应性疾病，以淋巴细胞渗出为主的慢性间质性肺炎、细胞性支气管炎和散在分布的非干酪样坏死性肉芽肿。主要临床表现以喘息、胸闷、干咳为主，可有发热、寒战，少部分患者可有哮喘样喘鸣，甚至出现气促、紫绀等症状，临床上按起病缓急主要分为慢性型和急性型。

1.**急性型**　短期内吸入高浓度抗原所致。起病急骤，常在吸入抗原4~12小时后起病。先有干咳、胸闷，继而发热、寒战，甚至出现气促、紫绀。10%~20%患者可伴有哮喘样喘鸣。血常规示白细胞总数增多，以中性粒细胞为主。一般在脱离接触后数日至1周症状可消失。

2.**慢性型**　多因少量、反复或持续吸入抗原引起。起病比较隐匿，呼吸困难呈进行性加重，严重者静息时亦可出现呼吸困难。终末期可出现弥漫性肺间质纤维化病理改变，多为不可逆的组织学变化，此时患者出现劳力性呼吸困难，体重减轻。两肺可闻及弥漫性细湿啰音，多伴有呼吸衰竭或肺源性心脏病。

中医学认为其发病为风、寒、湿等邪气袭表，病邪在表不解，循经入里，病位在肺。其病因多为虚、实两个方面，多为本虚标实，虚者多由先天不足，或禀赋薄弱，正气虚衰，实者多因外邪侵袭，或从口鼻，或从肌表入里犯肺，肺为邪气痹阻，肺气不利，血气不通，若邪气仍留恋在表，则有发热、恶寒表现；若邪气入里舍肺，肺失宣肃，则咳嗽、喘息，气机不利则胸闷、气促，肺朝百脉，助心行血，肺气痹阻，则血行亦不利，故甚至可见紫绀等症状。

结合患者发病的临床表现，本病可参考中医学"咳嗽""喘证"等进行治疗。

第一节　内服方

·· 过敏煎1 ··

【组成】银柴胡12克，乌梅12克，防风12克，五味子12克，辛夷12克，牡丹皮12克，黄芪15克，白术12克，炙甘草6克。

【用法】每日1剂，水煎分2次服。

【功效】益气固表，散风祛湿，柔肝息风，肃肺降逆。

【主治】过敏性肺炎。

【来源】当代医药论丛，2014，12（11）

·· 过敏煎2 ··

【组成】防风10克，银柴胡10克，乌梅10克，五味子10克，甘草5克。

【用法】每日1剂，水煎分2次服。

【功效】清热凉血，祛风止痒。

【主治】过敏性肺炎。

【来源】中医药导报，2014，20（1）

·· 急性期方 ··

【组成】麻黄3~9克，杏仁9~12克，连翘12~15克，生石膏

15~20克，前胡12~15克，葶苈子12克，丹参10~12克，赤芍12克，甘草3克。

【用法】每日1剂，水煎分2次服。

【功效】宣肺清热平喘。

【主治】过敏性肺炎。

【来源】《实用中西医结合呼吸病学》

❦ 慢性期方 ❧

【组成】黄芪15~20克，白术12克，桑白皮15克，地骨皮15克，杏仁12克，川芎10克，丹参10克，茯苓15克，前胡12克，甘草3克，女贞子15克。

【用法】每日1剂，水煎分2次服。

【功效】补益肺肾，健脾化痰，活血化瘀。

【主治】过敏性肺炎。

【来源】《实用中西医结合呼吸病学》

❦ 二陈汤合三子养亲汤加减 ❧

【组成】法半夏9克，陈皮9克，茯苓9克，紫苏子9克，莱菔子9克，白芥子6克，甘草6克。

【用法】每日1剂，水煎分2次服。

【功效】化痰止咳，降气平喘。

【主治】过敏性肺炎（痰浊阻肺，中阳不运证）。

【来源】《中医呼吸病学》

❦ 桑白皮汤加减 ❧

【组成】桑白皮15克，法半夏9克，紫苏子9克，杏仁9克，贝母9克，黄芩9克，黄连6克，栀子6克。

【用法】每日1剂，水煎分2次服。

【功效】清热化痰，止咳平喘。

【主治】过敏性肺炎（邪热郁肺，灼津成痰证）。

【来源】《中医呼吸病学》

❦· 生脉饮合金匮肾气丸加减 ·❧

【组成】熟地黄15克，麦冬15克，党参10克，山药10克，山茱萸10克，茯苓10克，泽泻10克，牡丹皮10克，五味子10克，桂枝10克，附片10克。

【用法】每日1剂，水煎分2次服。

【功效】补肺益肾，止咳平喘。

【主治】过敏性肺炎（肺虚失主，肾不纳气证）。

【来源】《中医呼吸病学》

❦· 麦门冬汤加减 ·❧

【组成】麦冬70克，制半夏10克，人参6克，甘草6克，粳米5克，大枣4枚。

【用法】每日1剂，水煎分2次服。

【功效】滋阴润肺止咳。

【主治】过敏性肺炎（阴虚肺燥证）。

【来源】《中医辨证施治呼吸系统疑难病》

❦· 小青龙汤加减 ·❧

【组成】麻黄（去节）9克，芍药9克，细辛3克，干姜6克，炙甘草6克，桂枝（去皮）9克，半夏9克，五味子6克。

【**用法**】每日1剂，水煎分2次服。

【**功效**】温补肺阳，化饮。

【**主治**】过敏性肺炎（肺阳虚证）。

【**来源**】《中医辨证施治呼吸系统疑难病》

半夏泻心汤加减

【**组成**】制半夏12克，黄芩9克，干姜9克，人参9克，炙甘草9克，黄连3克，大枣4枚。

【**用法**】每日1剂，水煎分2次服。

【**功效**】平调寒热。

【**主治**】过敏性肺炎（寒热错杂证）。

【**来源**】《中医辨证施治呼吸系统疑难病》

血府逐瘀汤加减

【**组成**】当归9克，生地黄9克，桃仁12克，红花9克，枳壳6克，赤芍6克，柴胡3克，甘草3克，桔梗5克，川芎5克，牛膝9克。

【**用法**】每日1剂，水煎分2次服。

【**功效**】化瘀宣肺。

【**主治**】过敏性肺炎（瘀阻肺络证）。

【**来源**】《中医辨证施治呼吸系统疑难病》

止嗽散加味

【**组成**】荆芥9克，连翘12克，鱼腥草24克，枯黄芩9克，桔梗6克，白前9克，青盐陈皮6克，百部9克，蜜紫菀9克，甘草3克，仙鹤草15克，芋环干24克，蝉衣9克。

【用法】每日1剂，水煎分2次服。

【功效】疏风宣肺止咳。

【主治】过敏性肺炎。

【来源】福建中医学院学报，1994，4（2）

∽· 桑菊饮合麻杏石甘汤加减 ·∾

【组成】桑叶10克，菊花10克，连翘10克，杏仁10克，薄荷6克，麻黄8克，生石膏40克，甘草8克。

【用法】每日1剂，水煎分2次服。

【功效】疏风清热，宣肺止咳。

【主治】过敏性肺炎（风热证）。

【来源】《现代中医奇效良方宝典》

∽· 止嗽散合二陈汤加减 ·∾

【组成】桔梗10克，紫菀10克，前胡10克，枳壳10克，法半夏10克，紫苏叶8克，陈皮6克，甘草6克。

【用法】每日1剂，水煎分2次服。

【功效】疏风散寒，宣肺止咳。

【主治】过敏性肺炎（风寒证）。

【来源】广西中医药，1985，8（5）

第二节　外用方

∽· 贴敷方1 ·∾

【组成】白芥子、细辛、延胡索、苍术、麻黄、木香。

【用法】上药以2∶1∶2∶1∶1∶1的比例混合打粉备用，

蜂蜜、姜汁调成膏状，取2克药膏用5厘米×5厘米胶布贴于双侧肺俞、脾俞、肾俞、定喘穴上。每次贴药1~3小时，每周2次，共4周。

【功效】健脾补肺，益气固表。

【主治】儿童过敏性肺炎（肺中虚冷证）。

【来源】实用中西医结合临床，2018，18（12）

·贴敷方2·

【组成】白芥子。

【用法】上药适量研末，用醋调成1元硬币大小药饼，用5厘米×5厘米胶布贴于定喘、天突、肺俞穴上，每次贴药2~4小时，每日1次，共14日。

【功效】宣肺平喘，疏风通络。

【主治】儿童过敏性肺炎（风痰阻络证）。

【来源】实用中西医结合临床，2019，19（6）

·贴敷方3·

【组成】细辛、甘遂各15克，白芥子30克。

【用法】以上药物共研细末，生姜汁调成糊，涂于直径3厘米的油纸上，贴于双侧肺俞、脾俞、肾俞穴，外用纱布覆盖，胶布固定。每次贴药2~4小时，每日1次，共14日。

【功效】宣肺平喘。

【主治】过敏性肺炎（风痰阻络证）。

【来源】《呼吸系统疾病诊疗手册》

·贴敷方4·

【组成】白芥子10克，细辛10克，附子10克，白芍15克，麻黄10克，紫苏子10克，莱菔子15克。

【用法】上药研末，取药末10克，以姜汁调合成1厘米×1厘米大小的药饼，用5厘米×5厘米胶布贴于天突、关元、膻中及双侧中脘穴上。每次贴药24小时，每周2次，共4周。

【功效】温阳降气，止咳平喘。

【主治】过敏性肺炎（阳虚证）。

【来源】成都中医药大学学报，2017，40（2）

❧· 敷贴膏 ·❧

【组成】白芥子、延胡索、细辛、甘遂、冰片。

【用法】以上药物按照1：1：0.5：0.5：0.1的比例研末，取药末10克，以10毫升水调合成1厘米×1厘米大小的药饼，用5厘米×5厘米胶布贴于双侧肺俞、脾俞、肾俞穴上。每次贴药2小时，隔日贴1次，共7次。

【功效】温经通络，宣肺平喘。

【主治】过敏性肺炎（阳虚证）。

【来源】上海针灸杂志，2019，38（3）

第十八章　嗜酸性粒细胞性肺炎

　　嗜酸性粒细胞性肺炎是一种以肺部嗜酸性粒细胞浸润，伴或不伴外周血嗜酸性粒细胞增多为主要特征的临床综合征。临床上常把嗜酸性粒细胞性肺炎分为急性和慢性两种类型。

　　中医学认为本病的病因多为内、外两个方面，外因方面多为感受风、寒、暑、湿、燥、火六淫邪气；内因多为饮食不节、脏腑功能失调或先天不足等。外邪侵袭肺卫，导致肺失宣肃；饮食不节，损伤脾胃，脾失运化，化生痰浊，上壅于肺；或劳倦失调、情志失和等多种原因导致脏腑功能失调，最终影响肺脏功能，出现一系列症状；或先天不足，肺肾功能亏虚，发为此病。本病在治疗时，可参考中医学"咳嗽""喘证"等疾病。

第一节　内服方

桑杏蒇藜汤

　　【组成】桑叶10克，牛蒡子10克，紫苏子10克，前胡10克，连翘15克，北蒇藜15克，芋环干15克，杏仁6克，蝉衣3克，甘草3克。

　　【用法】每日1剂，水煎分2次服。

　　【功效】疏风清热，宣肺降逆。

　　【主治】嗜酸性粒细胞性肺炎（风热犯肺证）。

　　【来源】《中医呼吸病学》

❧· 麻杏石甘汤合定喘汤加减 ·❧

【组成】麻黄5克，杏仁6克，石膏30克，桑白皮12克，黄芩12克，紫苏子10克，前胡10克，青蒿15克，北葶苈15克，甘草3克。

【用法】每日1剂，水煎分2次服。

【功效】清肺泻热，化痰降气。

【主治】嗜酸性粒细胞性肺炎（肺热壅盛证）。

【来源】《中医呼吸病学》

❧· 清肺汤 ·❧

【组成】黄芩12克，知母12克，茯苓12克，杏仁12克，桔梗12克，陈皮10克，半夏10克，甘草6克。

【用法】每日1剂，水煎分2次服。

【功效】清热化痰，止咳平喘。

【主治】嗜酸性粒细胞性肺炎（痰热犯肺，肺热壅盛证）。

【来源】《中医呼吸病学》

❧· 脱敏汤 ·❧

【组成】灵芝10克，紫苏叶10克，半夏8克，厚朴8克，茯苓15克，冰糖15克。

【用法】每日1剂，水煎分2次服。

【功效】益气化痰，止咳平喘。

【主治】嗜酸性粒细胞性肺炎。

【来源】《中医呼吸病学》

❧· 补肾纳气汤 ·❧

【组成】熟地黄15克，山茱萸15克，鹅管石15克，北葶苈15克，紫菀10克，紫苏子10克，款冬花10克，沉香3克，肉桂3克，甘草3克。

【用法】每日1剂，水煎分2次服。

【功效】补肾纳气，温肺止咳。

【主治】嗜酸性粒细胞性肺炎（肾不纳气偏阳虚证）。

【来源】《中医呼吸病学》

经验方

【组成】麻黄10克，黄芩15克，浙贝母15克，川贝母6克，紫菀15克，款冬花15克，炙百部20克，桔梗15克，杭白芍25克，生甘草20克，乌梅10克，紫石英30克，蛇床子9克，川芎15克，干姜6克。

【用法】每日1剂，水煎分2次服。

【功效】外散风寒，内清痰热，兼以滋补肝血，温补脾肾阳气。

【主治】慢性嗜酸性粒细胞性肺炎（寒包火，痰热内郁，肝脾肾亏虚证）。

【来源】中国中医药现代远程教育，2011，9（7）

清金化痰汤合止嗽散加减

【组成】百部15克，地龙干15克，前胡9克，栀子9克，荆芥6克，桔梗6克，杏仁9克，紫菀9克，款冬花9克，甘草3克。

【用法】每日1剂，水煎分2次服。

【功效】疏风清肝，润肺止咳。

【主治】嗜酸性粒细胞性肺炎（肝阳亢盛，木火刑金，肺失润降，兼感风邪证）。

【来源】新中医，1986，6（23）

∽· 加味麻杏石甘汤一号 ·∽

【组成】麻黄3克，射干3克，白前3克，茯苓3克，马勃3克，川芎3克，牡丹皮3克，甘草3克，杏仁4.5克，石膏12克。

【用法】每日1剂，水煎分2次服。

【功效】疏散外邪，清热止咳。

【主治】嗜酸性粒细胞性肺炎（小儿3岁以内）。

【来源】中西医结合杂志，1985（9）

∽· 加味麻杏石甘汤二号 ·∽

【组成】麻黄6克，射干6克，白前6克，茯苓6克，川芎3克，牡丹皮3克，甘草6克，杏仁9克，石膏15克。

【用法】每日1剂，水煎分2次服。

【功效】疏散外邪，清热止咳。

【主治】嗜酸性粒细胞性肺炎（小儿3岁以上）。

【来源】中西医结合杂志，1985（9）

∽· 杏苏散加减 ·∽

【组成】紫苏12克，前胡10克，杏仁10克，桔梗10克，陈皮12克，枳壳15克，法半夏10克，茯苓15克，生姜5~7片，甘草5克。

【用法】每日1剂，水煎分2次服。

【功效】散寒疏风，宣肺止咳。

【主治】嗜酸性粒细胞性肺炎（风寒束肺证）。

【来源】《免疫性疾病的中医治疗》

∽· 定喘汤合葶苈大枣泻肺汤加减 ·∽

【组成】白果10克，杏仁10克，黄芩12克，桑白皮12克，炙

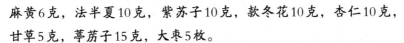

麻黄6克，法半夏10克，紫苏子10克，款冬花10克，杏仁10克，甘草5克，葶苈子15克，大枣5枚。

【用法】每日1剂，水煎分2次服。

【功效】疏风清热，化痰平喘。

【主治】嗜酸性粒细胞性肺炎（风热犯肺证）。

【来源】《免疫性疾病的中医治疗》

清金化痰汤合血府还瘀汤加减

【组成】栀子12克，黄芩15克，桑白皮12克，海蛤壳80克（先煎），瓜蒌壳10克，浙贝母12克，红花12克，赤芍10克，川芎2克，丹参15克，三七3~5克（研末吞服），仙鹤草12克，侧柏叶10克。

【用法】每日1剂，水煎分2次服。

【功效】清肺化痰，活血通络。

【主治】嗜酸性粒细胞性肺炎（痰瘀阻络证）。

【来源】《免疫性疾病的中医治疗》

玉屏风散合补肺汤加减

【组成】黄芪30~60克，白术15克，防风10克，党参15克，麦冬10克，五味子10克，法半夏12克，陈皮12克，瓜蒌皮15克，茯苓12克，杏仁10克，桔梗10克，甘草5克。

【用法】每日1剂，水煎分2次服。

【功效】补肺益气，化痰平喘。

【主治】嗜酸性粒细胞性肺炎（肺虚邪恋证）。

【来源】《免疫性疾病的中医治疗》

ᥬ᭶ · 百合固金汤加减 · ᥬ᭶

【组成】百合20克，麦冬15克，玄参15克，生地黄12克，熟地黄12克，当归10克，芍药10克，桔梗10克，青蒿12克，胡黄连10克，川贝母10克，百部10克，甘草5克。

【用法】每日1剂，水煎分2次服。

【功效】养阴清热，润肺止咳。

【主治】嗜酸性粒细胞性肺炎（肺阴亏虚证）。

【来源】《免疫性疾病的中医治疗》

ᥬ᭶ · 黛蛤散合泻白散加味 · ᥬ᭶

【组成】海蛤壳30克，鱼腥草30克，青黛4.5克，黄芩9克，桑白皮18克，地骨皮12克，白芍12克，炙甘草6克。

【用法】每日1剂，水煎分2次服。

【功效】清肺平肝止咳。

【主治】嗜酸性粒细胞性肺炎。

【来源】《现代中医奇效良方宝典》

ᥬ᭶ · 桔前蝉僵汤 · ᥬ᭶

【组成】桔梗9克，前胡9克，防风9克，蝉蜕10克，僵蚕10克，紫菀10克，百部10克，芋梗（即芋环干）30克，甘草6克。

【用法】每日1剂，水煎分2次服。

【功效】祛风止痒，宣肺降气。

【主治】嗜酸性粒细胞性肺炎（风痰郁肺证）。

【来源】浙江中医杂志，1989（3）

∽・经验方1・∽

【组成】桑叶5克，甘草5克，桔梗5克，前胡9克，苍耳子9克，杏仁9克，蝉蜕9克，豨莶草15克，地龙干10克，黄芩6克。

【用法】每日1剂，水煎分2次服。

【功效】祛风化痰，宣肺止咳。

【主治】嗜酸性粒细胞性肺炎（风痰证）。

【来源】新中医，1983（7）

∽・经验方2・∽

【组成】桑白皮12克，黄芩5克，紫苏子5克，麻黄5克，木蝴蝶5克，五味子5克，款冬花9克，杏仁9克，乌梅9克，法半夏9克。

【用法】每日1剂，水煎分2次服。

【功效】清热化痰，降气平喘。

【主治】嗜酸性粒细胞性肺炎（痰热证）。

【来源】新中医，1983（7）

∽・经验方3・∽

【组成】藿香5克，豆蔻5克，佩兰5克，黄芩5克，木通5克，蚕沙9克，姜半夏9克，连翘9克，豨莶草15克，薏苡仁15克。

【用法】每日1剂，水煎分2次服。

【功效】清热化浊，渗湿和胃。

【主治】嗜酸性粒细胞性肺炎（湿滞证）。

【来源】新中医，1983（7）

∽・经验方4・∽

【组成】金银花、板蓝根、鱼腥草、蒲公英、胡颓子、盐肤木各15~30克。

【用法】每日1剂，水煎分2次服。

【功效】清热解毒化痰。

【主治】嗜酸性粒细胞性肺炎（痰热阻肺证）。

【来源】《免疫性疾病的中医治疗》

经验方5

【组成】鲜败酱草、鲜蒲公英、鲜紫花地丁、鲜鱼腥草、鲜鸭跖草各80克。

【用法】每日1剂，水煎，代茶频饮服。

【功效】清热解毒，化痰平喘。

【主治】嗜酸性粒细胞性肺炎（痰气壅肺，邪实致喘证）。

【来源】《免疫性疾病的中医治疗》

经验方6

【组成】百合80克，冬虫夏草5~10克，核桃仁20~30克。

【用法】上药与瘦肉50克同煮，饮汁食肉，每周1~2次。

【功效】补肺益肾，止咳平喘。

【主治】嗜酸性粒细胞性肺炎（肺虚致喘证）。

【来源】《免疫性疾病的中医治疗》

第二节　外用方

定喘膏

【组成】甘遂6克，细辛5克，地龙7克，延胡索10克，白芥子12克。

【用法】将以上药物洗净阴干，粉碎后用香油或石蜡油熬至糊状。取药糊2~3克摊在5厘米×5厘米的纱布上，贴敷在心俞（双侧）、肺俞（双侧）、膈俞（双侧）、膻中、大杼（双侧）穴上，交替选穴，每次取3个穴位，用胶布固定。每次贴敷3日，7次为1个疗程。

【功效】降气平喘，宣肺纳气。

【主治】嗜酸性粒细胞性肺炎（肾不纳气证）。

【来源】湖北中医杂志，1993（2）

·天灸散·

【组成】白芥子、细辛、甘遂、延胡索。

【用法】上药按4：4：1：1的比例共研细末，取药末10克，以姜汁（生姜去皮绞汁过滤）10毫升调合成1厘米×1厘米大小的药饼，用5厘米×5厘米胶布贴于定喘、肺俞、天突等穴位上。每次贴药1小时，10日贴1次，共9次，疗程3个月。

【功效】温中散寒，固气平喘。

【主治】嗜酸性粒细胞性肺炎（虚喘证）。

【来源】《中医护理临床进展》

·麝香保心丸·

【组成】人工麝香、人参提取物、人工牛黄、肉桂、苏合香、蟾酥、冰片。

【用法】用防敏胶布将麝香保心丸贴敷于耳穴肺、气管、肾上腺、神门、耳尖、内分泌诸穴，每天加压刺激穴位3次，使局部轻微疼痛、热胀红润。5日更换1次，4次为1疗程。

【功效】宣通肺气、清热、止咳平喘。

【主治】嗜酸性粒细胞性肺炎（痰热壅肺证）。

【来源】《常见病中成药新用法》

～ᵒ﹒中药贴膏 ﹒ᵒ～

【组成】肉桂64克，丁香32克，生川乌32克，生草乌32克，乳香32克，没药32克，红花30克，当归30克，川芎30克，赤芍30克，透骨草30克，麻黄60克，杏仁60克，法半夏60克，麝香1克。

【用法】上药烘干研末，用凡士林、羊毛脂、饴糖调成稠油膏，贴敷到肺俞、脾俞、风门、大椎、膻中诸穴。2日更换1次，12日为1疗程。

【功效】宣肺止咳化痰。

【主治】嗜酸性粒细胞性肺炎（痰瘀阻肺证）。

【来源】长春中医药大学学报，2008，24（4）

第十九章　肺血栓栓塞症

肺血栓栓塞症（pulmonary thromboembolism，PTE）是以血栓阻塞肺动脉系统为其发病原因的一组疾病或临床综合征，属于肺栓塞的一种。PTE为来自静脉系统或右心的血栓阻塞肺动脉或其分支所致，以肺循环和呼吸功能障碍为其主要特征。主要症状包括呼吸困难、胸痛、晕厥、烦躁、咯血、咳嗽、心悸等。临床上常同时出现呼吸困难、胸痛及咯血，即所谓的PTE"三联征"。

引起PTE的血栓可来自下腔静脉径路、上腔静脉径路或右心腔，其中大部分来源于下肢深静脉，特别是从腘静脉上端到髂静脉段的下肢近端深静脉，盆腔静脉丛亦是血栓的重要来源。血栓栓塞既可以是单一部位的，也可以是多部位的。发生栓塞后肺动脉及其分支阻塞达到一定程度，可导致肺循环阻力增加、肺动脉高压，进而引起右心室后负荷增高，极易引发右心功能不全，进而引起静脉系统淤血。严重者亦可继发左心室功能受损，可引起体循环低血压或休克等严重后果。

中医学认为本病多起于久病之后，脏腑气血功能失调，又恰逢种种不利因素导致急性发作，引起证候的急剧演变和加重。中医学认为此病在治疗上首先应分清虚实，再进行辨证施治。由于脏腑气血功能的严重受损和亏耗，终至出现危急证候，因此本病多属本虚标实。其主要诱因包括六淫侵袭、情志所伤、饮食劳倦、用力排便等，或因久病卧床、手术、外伤等。亦有人认为痰瘀之邪阻滞脉道，以致气血逆乱乃是本病的主要病因。

本病可参考中医学"胸痹""喘证"等疾病辨证治疗。

第一节　内服方

附子汤合枳实薤白桂枝汤加减

【组成】党参20克，附子10克，薤白10克，枳实10克，茯苓20克，白术15克，白芍10克，桂枝10克，黄芩12克，竹茹12克，杏仁12克，桔梗12克，芡实15克。

【用法】每日1剂，水煎分2次服。

【功效】益气温阳，通脉化痰，健脾利水，兼以清热。

【主治】肺血栓栓塞症（气阳不足，痰热瘀血痹肺证）。

【来源】中华中医药学会血栓病分会第四次学术研讨会论文汇编

《千金》苇茎汤合桃红四物汤加减

【组成】苇茎30克，瓜蒌30克，川芎15克，白芍15克，桃仁15克，红花15克，枳实15克，桂枝20克。

【用法】每日1剂，水煎分2次服。

【功效】化痰祛瘀。

【主治】肺血栓栓塞症（痰瘀互结证）。

【来源】内蒙古中医药，2016，35（7）

通阳宣痹汤

【组成】黄芪15~20克，瓜蒌15~20克，川芎15克，赤芍12克，延胡索12克，薤白12克，半夏10克。

【用法】每日1剂，水煎分2次服。

【功效】益气活血祛瘀。

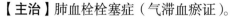

【主治】肺血栓栓塞症（气滞血瘀证）。

【来源】《中医呼吸病学》

·止血汤·

【组成】百合20克，北沙参15克，黄芩15克，生地黄15克，炒白术12克，黄芪12克，熟地黄12克，栀子12克，桑白皮12克，地骨皮12克，仙鹤草12克，地榆炭12克，白及12克。

【用法】每日1剂，水煎分2次服。

【功效】养阴清热凉血。

【主治】肺血栓栓塞症（气阴两虚，虚热内炽证）。

【来源】《中医呼吸病学》

·参附汤加味·

【组成】黄芪20克，太子参（或红参）15克，当归15克，熟附片（先煎半小时）10克，干姜10克，炙甘草10克。

【用法】每日1剂，水煎分2次服。

【功效】温经散寒，益气回阳救逆。

【主治】肺血栓栓塞症（阳气欲脱证）。

【来源】《中医呼吸病学》

·活血祛瘀通络方·

【组成】瓜蒌30克，黄芪30克，党参20克，茯苓20克，桃仁15克，红花15克，川芎15克，桔梗12克，苦杏仁12克，厚朴12克，附子10克，枳实10克，白芍10克，桂枝10克，薤白10克。

加减：水肿者加车前子、泽泻；咳嗽重者加紫菀、前胡；阴虚者加生地黄、麦冬；喘急气促者加紫苏子、葶苈子；便秘者加大黄、芒硝。

【用法】每日1剂，水煎分2次服。

【功效】活血祛瘀，通络化痰。

【主治】肺血栓栓塞症（痰瘀阻肺证）。

【来源】新中医，2018，50（5）

·六君子汤加减·

【组成】党参15克，紫菀15克，炒白术12克，紫苏子12克，杏仁12克，陈皮12克，胆南星12克，前胡12克，款冬花12克，半夏10克，茯苓10克，麻黄6克。

【用法】每日1剂，水煎分2次服。

【功效】益气健脾，宣肺化痰。

【主治】肺血栓栓塞症（脾虚痰阻证）。

【来源】中国中医急症，2010，19（12）

·通阳宣痹汤加减·

【组成】生黄芪12克，党参9克，当归12克，赤芍9克，桃仁9克，红花9克，丹参12克，泽兰9克，三棱9克，川牛膝12克，地龙（焙黄研末吞服）4.5克，莪术9克。

【用法】每日1剂，水煎分2次服。

【功效】理气化瘀，行气通络。

【主治】肺血栓栓塞症（气滞血瘀证）。

【来源】中国中医急症，2010，19（12）

·固本祛痰瘀方·

【组成】黄芪40克，当归10克，人参10克，桃仁12克，红花

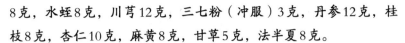

8克，水蛭8克，川芎12克，三七粉（冲服）3克，丹参12克，桂枝8克，杏仁10克，麻黄8克，甘草5克，法半夏8克。

【用法】每日1剂，水煎分2次服。

【功效】益气养血，化痰祛瘀。

【主治】慢性肺血栓栓塞症（气血亏虚，痰瘀互结证）。

【来源】中国中医急症，2015，24（8）

·◈· 活血散结方 ·◈·

【组成】党参20克，附子10克，茯苓20克，瓜蒌30克，白芍10克，枳实10克，薤白10克，桂枝10克，黄芪30克，厚朴12克，杏仁12克，桔梗12克。

加减：水肿严重者，加泽泻；咳嗽明显者，加紫菀、前胡；大便干结者，加大黄、芒硝；喘促气急者，加紫苏子、葶苈子。

【用法】每日1剂，水煎分2次服。

【功效】活血散结，益气通络。

【主治】肺血栓栓塞症（本虚标实证）。

【来源】中华中医药学刊，2019，37（8）

·◈· 益气温阳活血利水汤 ·◈·

【组成】生附子（先煎2小时）10克，黄芪30克，茯苓20克，桂枝10克，薤白10克，地龙15克，水蛭10克。

加减：阳气亏虚重者，黄芪加至50克；瘀血重者，地龙加至30克；咳嗽、呼吸困难较重者，加枳实10克，川厚朴10克。

【用法】每日1剂，水煎分2次服。

【功效】益气温阳，活血利水。

【主治】肺血栓栓塞症（气虚血瘀证）。

【来源】山东中医杂志，2012，31（11）

❦· 活血通肺汤 ·❦

【组成】黄芪60克，桃仁15克，柴胡15克，牛膝15克，红花15克，黄芩15克，桔梗15克，当归12克，生地黄12克，川芎12克，丹参12克，甘草9克。

【用法】每日1剂，水煎分2次服。

【功效】益气活血，散结通络。

【主治】肺血栓栓塞症。

【来源】河北中医，2018，40（4）

❦· 逐瘀养肺方 ·❦

【组成】黄芪20克，党参20克，当归20克，白术15克，桃仁15克，红花15克，川芎15克，紫菀12克，厚朴12克，桔梗12克，泽兰10克，地龙10克。

【用法】每日1剂，水煎分2次服。

【功效】活血化瘀，益气通络。

【主治】肺血栓栓塞症。

【来源】四川中医，2017，35（12）

❦· 活血化痰汤 ·❦

【组成】当归10克，川芎12克，赤芍18克，丹参30克，红花10克，地龙10克，半夏10克，浙贝母（捣碎）9克，葶苈子9克，瓜蒌18克，黄芩10克，紫苏子10克。

【用法】每日1剂，水煎分2次服。

【功效】活血化痰。

【主治】肺血栓栓塞症（痰浊壅肺，瘀血阻络证）。

【来源】山东中医杂志，2004，23（6）

肺血栓栓塞症早期方

【组成】当归12克，赤芍9克，川牛膝12克，丹参12克，牡丹皮9克，虎杖15克，防己12克，萆薢15克，赤小豆18克，丝瓜络4.5克，忍冬藤15克。

【用法】每日1剂，水煎分2次服。

【功效】清热利湿，活血通络。

【主治】肺血栓栓塞症。

【来源】江苏中医药，2005，26（9）

肺血栓栓塞症后期方

【组成】生黄芪12克，党参9克，当归12克，赤芍9克，桃仁9克，红花9克，丹参12克，泽兰9克，三棱9克，川牛膝12克，地龙（焙黄研粉吞）4.5克，莪术9克。

【用法】每日1剂，水煎分2次服。

【功效】温阳利水，活血化瘀。

【主治】肺血栓栓塞症。

【来源】江苏中医药，2005，26（9）

血府逐瘀汤加减

【组成】桃仁10克，红花10克，枳壳10克，柴胡10克，半夏10克，川芎10克，当归10克，三七10克，茯苓10克，赤芍15克，牛膝15克，桔梗12克，生地黄6克，陈皮6克。

【用法】每日1剂，水煎分2次服。

【功效】活血化瘀，理气祛痰。

【主治】肺血栓栓塞症。

【来源】实用中医药杂志，2002，18（4）

第二节 外用方

❧·活血通脉方·❧

【组成】丹参30克，玄参30克，当归20克，红花15克，水蛭10克，延胡索12克，黄芪15克，苍术10克，黄柏15克，川牛膝10克。

加减：湿热重者重用黄柏，加金银花、防己、土茯苓；瘀血重者加虻虫、土鳖虫；气虚者重用黄芪，加党参、白术；血虚者重用当归，加熟地黄、鸡血藤；阳虚水肿者加桂枝、附子。

【用法】以上药物加清水3000毫升，煎至70℃，倒入熏洗盆，用浴巾围盖患处及盆，使药液蒸汽熏蒸患处5~10分钟，待温度降至38~45℃时揭开浴巾，将患处浸泡于药液20~30分钟，早、晚各1次，每日1剂。2周为1个疗程。

【功效】活血化瘀，消栓通脉，利湿消肿，扶正祛邪，温经通络。

【主治】下肢深静脉血栓合并肺血栓栓塞症。

【来源】现代中西医结合杂志，2018，27（22）

❧·冰硼散·❧

【组成】芒硝2000克，大黄200克，冰片20克。

【用法】上药混合研成粗末，装入双层棉布袋，外敷于患肢。4小时更换布袋1次，将更换的药物晾干，重复使用2日后更换药物。连续外敷2周。

【功效】消肿止痛，活血化瘀。

【主治】下肢深静脉血栓合并肺血栓栓塞症。

【来源】现代中医药，2018，38（6）

～⌒･ 复方丹参注射液 ･⌒～

【组成】丹参、降香。

【用法】选取穴位：心俞、足三里、内关，每日取两穴交替，每穴注射复方丹参注射液1~2毫升，15日为1个疗程。

【功效】活血祛瘀。

【主治】肺血栓栓塞症。

【来源】《中西医结合治疗难治呼吸病的良方妙法》

第二十章　肺动脉高压

　　肺动脉高压的定义为肺静脉的压力处于正常的情况下，在此情况下出现的肺动脉血压发生了增高的病理状况。肺动脉高压是由多种心、肺或肺血管本身的疾病导致的，以肺动脉压力和肺血管阻力升高为主要特征，可造成右心负荷增大，右心功能不全，肺血流减少，而引起一系列临床表现，是具有潜在破坏力的慢性心肺血管疾病，也是临床常见的累及肺循环系统的病理生理综合征，常呈进行性发展，具有高致残性和致死性，最终可导致患者右心衰竭而死亡。右心衰竭是所有类型肺动脉高压患者致残、致死的共同途径。

　　临床上主要表现为呼吸困难、乏力、头晕、胸痛、咯血等，劳累后呼吸困难是最初症状，随后出现胸痛、心悸、下肢水肿、晕厥等症状。

　　肺动脉高压包括两种类型，分别是继发性肺动脉高压和特发性肺动脉高压。因不知名的原因引起肺动脉压力持续升高，这是特发性肺动脉高压的特征所在，常继发于慢性阻塞性肺疾病、先天性心脏病，以及二尖瓣疾病等。

　　肺动脉高压可以由多种不同的因素引起，例如药物、缺氧、血栓栓塞、胶原病、肝或门脉系统疾病、肺部疾患及先天性或后天性心脏病等，主要病理机制是血管收缩、血管重塑和原位血栓形成，最终导致右心负荷增加，右心衰竭而死亡。

　　中医学中并无"肺动脉高压"这一病名，从临床症状上看其与"喘证""痰饮""肺胀""心悸""水气病"等的表现相似。

古人对该病早有研究，尤以"肺胀"古今相通。《灵枢·胀论》云："肺胀者，虚满而喘咳。"首次出现"肺胀"二字，并对症状进行了描述，主要为胸闷、咳喘。张仲景对症状进行了补充和完善，在《金匮要略》中增加了水肿、情绪烦躁等症状。《金匮要略·痰饮咳嗽病脉证并治》云："咳逆倚息，短气不得卧，其形如肿。"对肺胀的发病机制做了详细阐述，认为肺胀多因久痰伏肺，又感外邪，内外合邪为病，肺气胀满，逆而不降而发病；并提出根据病情寒热，或予清热解毒，或予温化寒痰治疗。

本病病因复杂，多属本虚标实之证，其发生、发展最终至心力衰竭的过程是由气、血、水运行失调而致心、肺结构改变，久病肺虚至痰瘀，患病初期多为肺气郁滞导致肺虚，气不能化津而痰饮内生，久病气虚导致血行不畅而瘀阻络脉，痰瘀兼夹，多脏相互影响，虚实互为因果。其中气血亏虚是病理基础，痰、饮、瘀是病理产物及致病因素，三者相互作用，共同致病。本病的发病及演变过程中，诸因相兼共存。

总而言之，中医学认为该病临床以咳、痰、喘、悸、肿为五大主症。病位在肺、心，久而累及肝、肾、脾。本病总属本虚标实，虚实夹杂。虚责之气、血、阴、阳，实责之痰、饮、瘀，终而"痰瘀互结"。

临床辨证主要分6种：①气虚血瘀，痰热郁肺证；②气虚血瘀，痰浊壅肺证；③阴虚血瘀，痰热恋肺证；④气阴两虚，痰瘀互结证；⑤脾肾阳虚，水湿泛滥证；⑥肝肾阴虚，痰蒙心窍证。治疗原则为补肺益气，活血祛痰，祛邪扶正，调气血，安五脏。

第一节 内服方

·· 补肺化痰活血汤 ··

【组成】人参10克，黄芪30克，熟地黄15克，五味子10克，葶苈子10克，浙贝母10克，蛤蚧1对，茯苓10克，丹参15克，川芎9克，水蛭3克，甘草6克。

【用法】每日1剂，水煎分2次服。

【功效】补肺益气，活血祛痰。

【主治】肺动脉高压（气虚血瘀痰浊证）。

【来源】中国中医药科技，2020，27（1）

·· 补肾活血祛痰方 ··

【组成】黄芪30克，桑椹15克，桑寄生15克，当归12克，赤芍10克，丹参15克，川芎15克，葶苈子15克，全瓜蒌15克。

【用法】每日1剂，水煎分2次服。

【功效】益气补肾，活血祛痰。

【主治】肺动脉高压（脾肾阳虚，瘀血痰浊证）。

【来源】中国中医急症，2014，23（12）

·· 肺心汤 ··

【组成】葶苈子30克，桃仁10克，红花10克，赤芍10克，制附子4克，丹参10克，白参10克，黄芩10克，生黄芪30克，茯苓15克，白术12克，车前子20克。

【用法】每日1剂，水煎分2次服。

【功效】益气健脾，活血祛湿。

【主治】肺动脉高压（脾肾阳虚，气虚血瘀证）。

【来源】中医药导报，2006，12（4）

·活血定喘汤·

【组成】丹参20克，瓜蒌皮15克，桑白皮10克，地龙10克，红花10克，当归12克，射干10克，法半夏10克，陈皮10克，款冬花12克，白芍10克，甘草6克。

【用法】每日1剂，水煎分2次服。

【功效】益气补肺，活血祛痰。

【主治】肺动脉高压（气虚血瘀痰浊证）。

【来源】中医药学报，2016，44（6）

·加味川芎平喘合剂·

【组成】川芎12克，赤芍18克，白芍18克，当归9克，丹参9克，黄荆子9克，胡颓子叶18克，细辛3克，辛夷5克，水蛭6克，桃仁12克，生甘草6克。

【用法】每日1剂，水煎分2次服。

【功效】活血化瘀，祛风平喘。

【主治】肺动脉高压（气虚血瘀证）。

【来源】中医药通报，2018，17（5）

·加味血府逐瘀汤·

【组成】当归9克，生地黄9克，川芎9克，桃仁12克，红花6克，枳壳9克，赤芍6克，柴胡6克，甘草3克，桔梗6克，牛膝12克，汉防己12克，葶苈子12克，黄芪15克，丹参10克。

【用法】每日1剂，水煎分2次服。

【功效】行气宣肺，活血通络。

【主治】肺动脉高压（气虚血瘀证）。

【来源】海峡药学，2010，22（4）

苓桂术甘汤加味

【组成】茯苓15克，桂枝12克，白术12克，甘草8克，防己10克，地龙10克，黄芪12克，川芎12克。

【用法】每日1剂，水煎分2次服。

【功效】温阳益气，利水渗湿，活血化瘀。

【主治】肺动脉高压（气虚血瘀痰饮证）。

【来源】河北中医药学报，2019，34（4）

通络理肺汤

【组成】川芎30克，生黄芪30克，桔梗30克，太子参15克，枳壳15克，瓜蒌15克，丹参15克，水蛭9克，茯苓12克，赤芍12克，葶苈子9克，浙贝母9克，甘草6克。

【用法】每日1剂，水煎分2次服。

【功效】益气活血，健脾理肺。

【主治】肺动脉高压（气虚血瘀，痰热郁肺证）。

【来源】包头医学，2020，44（1）

宣肺祛瘀通络汤

【组成】炙麻黄6克，黄芪30克，杏仁15克，党参15克，丹参30克，葶苈子15克，川芎15克，射干15克。

【用法】每日1剂，水煎分2次服。

【功效】宣肺益气，化痰活血通络。

【主治】肺动脉高压（气虚血瘀痰饮证）。

【来源】中国中医药信息杂志，2009，16（2）

·益气活血祛痰方·

【组成】人参15克，白术20克，干姜10克，当归20克，川芎15克，茯苓20克，半夏15克，瓜蒌20克，桂枝15克，甘草15克。

【用法】每日1剂，水煎分2次服。

【功效】行气化瘀，祛痰泌浊。

【主治】肺动脉高压（气虚血瘀痰饮证）。

【来源】长春中医药大学学报，2017，33（3）

·泻肺化瘀方·

【组成】鸡血藤30克，丹参15克，麻黄15克，川芎15克，杏仁15克，葶苈子15克，全瓜蒌15克，地龙10克，法半夏10克，虎杖10克。

【用法】每日1剂，水煎分2次服。

【功效】止咳平喘，泻肺化痰。

【主治】肺动脉高压（气虚痰饮证）。

【来源】中西医结合与祖国医学，2020，24（1）

·补肺活血汤·

【组成】黄芪45克，丹参30克，全瓜蒌20克，赤芍15克，川芎10克，浙贝母10克，白果10克，紫苏10克，甘草10克。

【用法】每日1剂，水煎分2次服。

【功效】补肺化痰，活血化瘀，止咳平喘。

【主治】肺动脉高压（气虚痰饮证）。

【来源】中西医结合研究，2020，12（2）

❧ · 益气温阳活血化痰方 · ❧

【组成】黄芪30克，人参20克，附片9克，川芎10克，丹参10克，法半夏9克，薤白12克，白芥子15克。

【用法】每日1剂，水煎分2次服。

【功效】益气温阳，活血化痰。

【主治】肺动脉高压（气虚血瘀痰饮证）。

【来源】中国应用生理学杂志，2018，34（5）

❧ · 四逆汤加当归合小青龙汤 · ❧

【组成】附子12克，当归10克，麻黄9克，五味子9克，半夏9克，桂枝10克，白芍12克，细辛3克，炮姜6克，干姜6克，甘草6克。

【用法】每日1剂，水煎分2次服。

【功效】温阳和血，涤痰化饮。

【主治】肺动脉高压（阳虚血瘀痰饮证）。

【来源】《中医名著名篇临床导读：内科病证卷》

❧ · 经验方 · ❧

【组成】黄芪40克，人参10克，当归10克，三七粉3克（冲服），桃仁12克，红花8克，麻黄8克，杏仁10克，法半夏8克，水蛭8克，川芎12克，丹参12克，桂枝8克，甘草5克。

【用法】每日1剂，水煎分2次服。

【功效】活血化痰，理气通脉。

【主治】肺动脉高压（气虚血瘀痰饮证）。

【来源】中国中医急症，2015，24（10）

第二节 外用方

❧ · 活血通痹方 · ❧

【组成】赤芍30克，川芎30克，独活30克，当归36克，桂枝30克，红花24克，苦参30克，羌活30克，桑枝30克，忍冬藤30克，生地黄30克，桃仁30克，玄参30克。

【用法】将上药加冷水1500毫升、黄酒50毫升、黑醋50毫升，武火煮沸后文火煎煮30分钟。滤去药渣，药液冷却至约40℃备用。先利用药液蒸汽熏蒸，再用药液淋洗、浸浴局部。每剂药用2日，每日2次，每次30分钟，5日为1个疗程，间隔2日再行第2个疗程治疗。共治疗6个月。注意不要烫伤皮肤。具体部位为双上肢末端至肘关节（包括肘关节在内）、双下肢末端至膝关节（包括膝关节在内）。30分钟内四肢同时进行熏洗。

【功效】活血化瘀，祛风化湿。

【主治】系统性硬化症合并肺动脉高压。

【来源】中国中西医结合杂志，2016，36（8）

❧ · 贴敷方 · ❧

【组成】吴茱萸30~50克。

【用法】将上药研成粉末，用醋调敷两足心涌泉穴，最好在睡前敷，用布包裹，敷药时间12~24小时。

【功效】滋阴潜阳。

【主治】肺动脉高压（阴虚阳亢证）。

【来源】《临床常见疾病中草药外治疗法》

·◆· 复方当归注射液 ·◆·

【组成】当归、川芎、红花。

【用法】取穴以肺俞、脾俞、肾俞为主。将穴位局部皮肤消毒后，用5毫升注射器抽取复方当归注射液4毫升，以0.45毫米×16毫米的针头刺入皮下0.5~0.8寸，调整针头强化穴位刺激，以患者出现麻、酸、胀感为度，回抽无血后缓慢将药液注入，每个穴位注射1毫升。每日1次，连用7日为1疗程。

【功效】祛痰散瘀。

【主治】慢性阻塞性肺疾病急性加重期合并肺动脉高压。

【来源】新中医，2014，46（9）

·◆· 盐酸川芎嗪注射液 ·◆·

【组成】盐酸川芎嗪。

【用法】取本品40毫克（1支）加入生理盐水30毫升雾化吸入，每日2次，14日为1个疗程。

【功效】活血祛瘀。

【主治】慢性阻塞性肺疾病急性加重期合并肺动脉高压。

【来源】临床和实验医学杂志，2006，5（2）

第二十一章　肺源性心脏病

肺源性心脏病，简称肺心病，主要是由支气管-肺组织、肺血管、胸廓等病变导致肺循环阻力增加，继而发生肺动脉高压，致使右心室扩大、肥厚，造成右心室结构和功能改变，最后发生心力衰竭的疾病，其关键点为肺动脉高压的形成。肺动脉高压增加右心室的工作量，可快速或慢速地导致右心室肥大，引起心室功能障碍，最终导致右心衰竭。

肺心病是呼吸系统的一种常见病与多发病，其发作具有明显的季节性，多在冬春或天气变化时发病，以感染为主要的诱发因素，常合并有右心衰竭、心律失常，严重者可出现呼吸衰竭、肺性脑病、感染性休克等危急重症，死亡率较高。好发于寒冷的北方，发病率高原地区高于平原地区，农村高于城市。肺心病患者多有慢性支气管炎、支气管哮喘、支气管扩张、肺结核、胸膜纤维化等慢性病史，为老年人常见病、多发病。本病的发生、发展与年龄、体重、吸烟史、病程、是否合并有冠心病以及血钾水平密切相关，年龄>80岁、体质指数>25、病程>10年、有较长吸烟史以及低钾血症患者，其心力衰竭程度往往更重，住院次数更多，死亡率更高。

本病早期以咳嗽、咳痰、喘憋、乏力、呼吸困难等为主要表现，主要通过体检、辅助检查发现肺动脉高压和轻度右心扩大来诊断。并发呼吸道感染导致肺心功能衰竭时，可出现发绀、呼吸困难加重、心悸、胸闷等症状。由于缺氧导致二氧化碳潴留，可出现头痛、烦躁不安、精神错乱、抽搐、嗜睡、昏迷等肺性脑病的症状。病情严重时出现气喘、心悸加重，心律失常，少尿，水肿，发绀，上腹胀痛，肝肿大，食欲不振，恶心、呕吐等右心衰竭的症状；甚至出现呼吸衰竭并发肺性脑病、肾功能不全、弥散性血管内凝血等而致死亡。

中医学认为本病属于"肺胀""痰饮""水肿""喘证""心悸"等范畴，本病的发生起于肺，涉及心、肾。肺主司通气功能，与自然界直接相通，人感受六淫邪气或内生五邪，邪犯于肺则肺气不利，气道滞涩，浊气不降，上逆则为咳喘。本病以肺气虚弱为本，邪气壅塞为标。痰浊、水饮、瘀血、六淫邪气为主要的病理因素，肺、肾、心、脾、大肠、胃等多脏腑功能失调为本病的病理表现。外邪犯肺，肺气郁滞，或久病伤肺，肺气虚损，不能升清降浊，水道失调，水饮停聚于肺。肺气久虚，宗气生成不足，脾气亏损，失于健运，津液不能正常转输，留滞形成痰浊水饮。肾主纳气，肺病日久及肾，肾失摄纳，气升而不降，发为喘满。肾主水，为水之下源，肾阳虚损，不能蒸化水液，水失所主则停滞为饮，膀胱开合失权则小便不利。心主血脉，肺为辅助，肺气亏虚则无力助心行血，致瘀血阻滞。

综上，本病证属本虚标实，以肺、脾、肾、心多脏亏虚为本，痰浊、瘀血、水饮停滞为标。外邪侵扰为慢性肺源性心脏病急性加重和反复发作的诱因，水饮、瘀血、痰浊为其重要致病因素，阳气虚衰是其病机，内因和外因合而为病。

根据主要病情，可将本病概括为肺气亏虚、气阴两虚、气虚痰浊、肺肾亏虚、气虚血瘀、痰蒙神窍、痰热壅肺、饮停心肺等证型予以治疗。

中医治疗原则为标本兼治，根据病情特点，以急则治其标，缓则治其本为治疗原则。通过中医辨证施治，治标常应用疏风散邪、清热解毒、活血化瘀、清热化痰、宣肺行水、温阳行水等法；

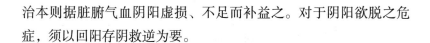

治本则据脏腑气血阴阳虚损、不足而补益之。对于阴阳欲脱之危症，须以回阳存阴救逆为要。

第一节　内服方

·六君子煎·

【组成】党参9克，白术6克，茯苓6克，陈皮6克，法半夏6克，甘草3克，生姜3片。

【用法】每日1剂，水煎分2次服。

【功效】补气健脾，燥湿化痰。

【主治】肺源性心脏病（肺气亏虚，痰浊壅肺证）。

【来源】《中医肺病良方》

·沉香饮子·

【组成】沉香半两，紫苏叶二两，白茯苓一两（去皮），人参一两（去芦头）。

【用法】每服五钱，水一盏半，煎至一盏，去滓，时时服。

【功效】补益肺气，降气平喘。

【主治】肺源性心脏病（气虚血瘀证）。

【来源】《御药院方》

·补中汤·

【组成】人参随用，当归一钱五分，黄芪（蜜炒）二钱，白术一钱五分，炙甘草一钱，陈皮一钱，升麻（盐水炒）三分，柴胡（酒炒）三分。

【用法】姜、枣为引，水煎服。

【功效】补肺益气，敛肺平喘。

【主治】肺源性心脏病（气虚血瘀证）。

【来源】《罗氏会约医镜》

～· 理气定喘丸 ·～

【组成】紫苏子60克，紫苏梗60克，紫苏叶60克，白芥子（炒）60克，陈皮90克，苦杏仁（炒）90克，炙黄芪80克，桑白皮（蜜炙）75克，川贝母75克，茯苓50克，白术（麸炒）50克，百合45克，麦冬40克，款冬花20克，紫菀20克，天冬20克，何首乌20克，法半夏30克，知母30克，当归30克，阿胶（蛤蚧粉炙）160克，莱菔子（炒）10克，地黄15克。

【用法】用蜜制成丸剂，每次6克，每日2次，温开水送服。

【功效】祛痰止咳，补肺定喘。

【主治】肺源性心脏病（肺气亏虚，气虚痰浊证）。

【来源】《中药成方制剂》

～· 祛痰止咳冲剂 ·～

【组成】党参300克，水半夏450克，芫花（醋制）100克，甘遂（醋制）100克，紫花杜鹃150克，白矾25克。

【用法】制成冲剂，每袋装6克。每次12克，每日2次，温开水冲服。

【功效】健脾燥湿，祛痰止咳。

【主治】肺源性心脏病（饮停心肺证）

【来源】《中药成方制剂》

～· 葶苈清肺饮 ·～

【组成】葶苈子6克，桑白皮6克，地骨皮6克，甘草6克，大腹皮6克，马兜铃6克。

【用法】每日1剂，水煎分2次服。

【功效】清肺化饮，利水消肿。

【主治】肺源性心脏病（饮停心肺证）。

【来源】《症因脉治》

～· 温补脾肾方 ·～

【组成】葶苈子30克，桑白皮30克，白果30克，桂枝15克，炒白芍30克，淡附片10克，鹿角片10克，熟地黄20克，麻黄10克，细辛5克，法半夏15克，胡颓子叶15克，金荞麦30克，甘草10克。

【用法】每日1剂，水煎分2次服。

【功效】泻肺平喘，温补脾肾。

【主治】肺源性心脏病（痰热壅肺，脾肾阳虚证）。

【来源】《吴银根肺系疾病中医诊疗思路与经验》

～· 温阳补肾方 ·～

【组成】桑白皮30克，白果30克，法半夏15克，制天南星15克，胡颓子叶15克，金荞麦30克，紫菀15克，款冬花15克，泽漆15克，鬼箭羽30克，柴胡15克，黄芩15克，淫羊藿15克，巴戟天15克，甘草9克。

【用法】每日1剂，水煎分2次服。

【功效】泻肺平喘，温阳补肾。

【主治】肺源性心脏病（痰湿蕴肺，脾肾阳虚证）。

【来源】《吴银根肺系疾病中医诊疗思路与经验》

❧ · 温阳祛瘀方 · ❧

【组成】麻黄12克，制附子15克，牡丹皮9克，丹参9克，赤芍9克，川芎9克，桃仁9克，葶苈子30克，茯苓12克，生地黄30克，怀山药15克，山茱萸15克，远志15克，炙甘草6克。

【用法】每日1剂，水煎分2次服。

【功效】温阳祛瘀。

【主治】肺源性心脏病（寒邪客脉，心脉瘀阻证）。

【来源】《吴银根肺系疾病中医诊疗思路与经验》

❧ · 养阴养肺和胃方 · ❧

【组成】麻黄12克，南沙参15克，北沙参15克，麦冬15克，玉竹15克，旋覆花9克，代赭石15克（先煎），香附12克，佛手6克，黄连3克，黄芩9克，党参30克，黄芪24克，蜈蚣3克，蒲公英30克，木芙蓉叶15克，炙甘草9克。

【用法】每日1剂，水煎分2次服。

【功效】养阴益气，养肺和胃。

【主治】肺源性心脏病（肺脾两虚证）。

【来源】《吴银根肺系疾病中医诊疗思路与经验》

❧ · 健脾益肺方 · ❧

【组成】蒲公英30克，紫花地丁30克，桔梗9克，陈皮6克，胡颓子叶15克，金荞麦30克，黄荆子30克，麻黄9克，杏仁12克，石膏15克，知母9克，鸡内金9克，神曲15克，谷芽15克，麦芽15克，甘草9克。

【用法】每日1剂，水煎分2次服。

【功效】清肺化痰，健脾益肺。

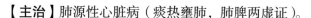

【主治】肺源性心脏病（痰热壅肺，肺脾两虚证）。

【来源】《吴银根肺系疾病中医诊疗思路与经验》

～·温阳利水方1·～

【组成】茯苓30克，白术15克，荆芥15克，防风15克，金荞麦30克，白芍30克，干姜3克，甘草9克，大腹皮9克，附片12克，桂枝15克，泽泻15克，菟丝子15克，车前子30克，胡颓子叶15克。

【用法】每日1剂，水煎分2次服。

【功效】温阳利水，健脾补肾，散寒止咳。

【主治】肺源性心脏病（脾肾阳虚证）。

【来源】《吴银根肺系疾病中医诊疗思路与经验》

～·温阳利水方2·～

【组成】生黄芪40克，制附片15克（先煎），防己15克，白术12克，葶苈子20克，川椒目10克，瓜蒌15克，地龙10克，桑白皮15克，莪术15克，厚朴15克，枳实15克，猪苓15克，茯苓15克，代赭石30克（先煎），穿山龙30克，桂枝12克，川贝粉6克（冲服），沉香粉3克（冲服），莱菔子10克，生大黄12克（后下）。

【用法】每日1剂，水煎分2次服。

【功效】温阳利水。

【主治】肺源性心脏病（饮停心肺证）。

【来源】《李延临床医案选》

～·温阳利水方3·～

【组成】党参10克，生黄芪30克，汉防己10克，制附子10克，葶苈子15克，桑白皮15克，莪术10克，赤芍10克。

【用法】每日1剂，水煎分2次服。

【功效】温阳利水，化痰活血。

【主治】肺源性心脏病（气虚血瘀证）。

【来源】世界中医药，2019，14（7）

❧ · 复方葶苈子汤 · ❧

【组成】葶苈子10克，炙麻黄10克，黄芪20克，熟地黄10克，淫羊藿10克，菟丝子10克，黄芩10克，水蛭3克，矮地茶15克，茯苓10克，桂枝10克，白术10克，白果10克，杏仁10克，百合20克，前胡10克，枳壳10克，桃仁10克，丹参10克，淫羊藿10克，甘草5克。

【用法】每日1剂，水煎分2次服。

【功效】补肺益肾，活血化瘀。

【主治】肺源性心脏病（肺肾亏虚，气虚血瘀证）。

【来源】云南中医中药杂志，2018，39（11）

❧ · 桑白皮汤 · ❧

【组成】黄芩12克，贝母12克，桑白皮12克，半夏10克，紫苏子10克，杏仁10克，栀子6克，黄连3克

【用法】每日1剂，水煎分2次服。

【功效】清热祛痰，活血化瘀。

【主治】肺源性心脏病（痰热壅肺，气虚血瘀证）。

【来源】健康之友，2019（8）

❧ · 升陷汤 · ❧

【组成】升麻5克，桔梗6克，甘草6克，炙柴胡9克，砂仁10克，

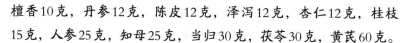

檀香10克，丹参12克，陈皮12克，泽泻12克，杏仁12克，桂枝15克，人参25克，知母25克，当归30克，茯苓30克，黄芪60克。

【用法】每日1剂，水煎分2次服。

【功效】补肺健脾，升阳举陷。

【主治】肺源性心脏病（肺气亏虚证）。

【来源】中国实用乡村医生杂志，2018，25（10）

真武汤加减

【组成】益母草28克，丹参25克，茯苓13克，葶苈子13克，党参11克，炒白术10克，车前子8克，肉桂8克，炙甘草8克，熟附子7克，炒白芍4克。

【用法】每日1剂，水煎分2次服。

【功效】温肾助阳利水。

【主治】肺源性心脏病（饮停心肺证）。

【来源】心血管外科杂志，2019，8（3）

葶苈大枣泻肺汤加减

【组成】葶苈子20克，大枣5枚，莱菔子20克，紫苏子10克，白芥子10克，桂枝20克，车前子20克。

【用法】每日1剂，水煎分2次服。

【功效】利气化痰，宽胸散结。

【主治】肺源性心脏病（气虚血瘀证）。

【来源】中国现代药物应用，2019，13（4）

加味小青龙汤

【组成】炙麻黄9克，桂枝9克，细辛3克，干姜6克，党参15克，桃仁15克，红花12克，半夏9克，白芍9克，五味子6克，甘草6克。

【用法】每日1剂，水煎分2次服。

【功效】温肺化饮，益气活血。

【主治】肺源性心脏病（饮停心肺，气虚血瘀证）。

【来源】江西中医药大学学报，2020，32（2）

·补肺益肾汤·

【组成】丹参20克，熟地黄30克，党参30克，黄芪30克，陈皮6克，炙甘草6克，桃仁10克，法半夏10克，赤芍10克，莪术10克，葶苈子10克，地龙10克，山茱萸15克，泽泻15克。

【用法】每日1剂，水煎分2次服。

【功效】平喘宣肺，利水活血。

【主治】肺源性心脏病（肺气亏虚，气虚血瘀证）。

【来源】健康之友，2020（1）

·益气活血方·

【组成】丹参20克，赤芍15克，红花10克，地龙10克，当归10克，葶苈子15克，薤白15克，黄芪30克，茯苓20克，太子参15克，大枣10克，炙甘草6克。

【用法】每日1剂，水煎分2次服。

【功效】补肺益脾，化瘀止咳。

【主治】肺源性心脏病（肺气亏虚，气虚血瘀证）。

【来源】中医研究，2019，32（5）

·益气活血强心汤·

【组成】党参20克，白术20克，黄芪20克，茯苓20克，桔梗

15克，红花15克，川芎12克，桃仁12克，半夏12克，赤芍12克，紫苏子10克，甘草6克。

【用法】每日1剂，水煎分2次服。

【功效】化痰平喘，益气活血。

【主治】肺源性心脏病（气虚血瘀，气虚痰浊证）。

【来源】中西医结合心血管病杂志，2019，7（2）

❧·　健心汤　·❧

【组成】生黄芪30克，太子参20克，熟附子10克，仙茅10克，红花20克，川芎15克，葶苈子20克，茯苓20克，香附10克，桂枝10克。

【用法】每日1剂，水煎分2次服。

【功效】温阳化瘀利水。

【主治】肺源性心脏病（气虚血瘀证）。

【来源】中国免疫学杂志，2019，35（21）

❧·　真武汤合苏葶丸　·❧

【组成】炮附子30克，茯苓30克，紫苏子20克，葶苈子20克，赤芍15克，白芍15克，白术12克，生姜10克。

【用法】每日1剂，水煎分2次服。

【功效】温阳化饮，止咳平喘，化痰降气。

【主治】肺源性心脏病（阳虚水泛证）。

【来源】世界中医药，2019，14（7）

❧·　温阳益气汤　·❧

【组成】桂枝6克，桃仁9克，吴茱萸9克，炙甘草10克，陈皮12克，赤芍12克，党参15克，丹参15克，当归15克，黄芪24克。

【用法】每日1剂，水煎分2次服。

【功效】温阳益气，活血化瘀。

【主治】肺源性心脏病（气虚血瘀证）。

【来源】临床医药文献电子杂志，2019，6（47）

∽· 益气补肾化痰祛瘀汤 ·∼

【组成】黄芪30克，太子参30克，丹参20克，炒白术15克，茯苓15克，菟丝子12克，淫羊藿12克，川芎12克，山茱萸10克，陈皮10克，法半夏10克，紫苏子10克，地龙10克，川贝母10克，紫石英10克，甘草10克。

随证加减：痰热明显者加瓜蒌皮10克；痰蒙神窍者加胆南星、石菖蒲各12克；脾肾气虚甚者加熟地黄、党参各15克。

【用法】每日1剂，水煎分2次服。

【功效】益气补肾，化痰祛瘀。

【主治】肺源性心脏病（脾肾气虚，痰瘀内阻证）。

【来源】现代中西医结合杂志，2019，28（12）

∽· 芪苈真武汤 ·∼

【组成】黄芪30克，葶苈子15克，附片10克，白术15克，茯苓20克，白芍10克，生姜3片，杏仁10克，陈皮10克，丹参15克。

【用法】每日1剂，水煎分2次服。

【功效】温阳利水，平喘止咳。

【主治】肺源性心脏病（肺气亏虚证）。

【来源】中医临床研究，2018，10（35）

第二节　外用方

～・灌肠方・～

【组成】生大黄30~60克（后下用15~20克），煅牡蛎、蒲公英、槐花各30克，熟附子10~30克。

【用法】煎取汁300毫升，维持药温37~38℃。取大号导尿管插入肛管20~30厘米，将药汁缓慢注入，每日1~2次，保留10~30分钟。

【功效】温阳利水，祛瘀解毒。

【主治】肺源性心脏病合并肾衰竭。

【来源】《中西医结合治疗难治呼吸病的良方妙法》

～・复方鱼腥草合剂・～

【组成】鱼腥草、白茅根、夏枯草、野菊花各500克。

【用法】以上药物加水进行2次蒸馏，收集蒸馏液1000毫升，加入吐温3毫升，微温摇匀，再加入氯化钠8.5克，然后过滤，分装封口。用超声雾化仪进行雾化吸入治疗，每次使用本品10毫升，10日为1个疗程。

【功效】清热解毒，平喘止咳。

【主治】肺源性心脏病急性加重期。

【来源】《中西医结合治疗难治呼吸病的良方妙法》

～・雾化方・～

【组成】寒性咳喘用麻黄、桂枝、杏仁、甘草各10克，橘红

5克；热性咳喘用麻黄5克，杏仁、黄芩各10克，石膏30克，桑白皮15克，金银花20克。

【用法】水煎2次，混合，再浓缩并反复过滤、沉淀，取液50毫升，装瓶，超声雾化吸入，每次雾化时间为40分钟。

【功效】清热解毒，平喘止咳。

【主治】肺源性心脏病急性加重期。

【来源】《中西医结合治疗难治呼吸病的良方妙法》

第二十二章　胸腔积液

各种因素使胸膜腔内液体形成过快或吸收过缓，导致胸膜腔内出现过多液体，称为胸腔积液，又称胸水。

生理情况下，脏层胸膜和壁层胸膜表面上有一层很薄的液体，在呼吸运动时起润滑作用。如果遇到各种病理因素，导致胸腔内液体分泌和吸收的动态平衡被打破，则引起胸腔积液的产生。如胸膜毛细血管静水压增高（原因有充血性心力衰竭、缩窄性心包炎、血容量增加、上腔静脉或奇静脉受阻等，产生胸腔漏出液），胸膜通透性增加（可见于胸膜炎症、某些结缔组织病、胸膜肿瘤、肺梗死、膈下炎症等，产生胸腔渗出液），胸膜毛细血管内胶体渗透压降低（原因有低蛋白血症、肝硬化、肾病综合征、急性肾小球肾炎、黏液性水肿等，产生胸腔漏出液），壁层胸膜淋巴引流障碍（原因有癌性淋巴管阻塞、发育性淋巴管引流异常等，产生胸腔渗出液），局部的损伤（包括主动脉瘤破裂、胸导管破裂等，产生血胸、脓胸和乳糜胸）等。

胸腔积液可有多种临床表现，最主要的症状即呼吸困难，多数还可伴有胸痛和咳嗽。根据病因的不同，有的患者可见发热、消瘦、干咳、咯血、心悸等，随着胸腔积液量的增加，可出现胸闷、气促等症状。查体时可有胸膜摩擦感，闻及胸膜摩擦音。中至大量胸腔积液时，患侧胸廓饱满，触觉语颤减弱，局部叩诊浊音，呼吸音减低或消失，可伴有气管、纵隔向健侧移位。

根据积液的性质，可以将胸腔积液分为血性、乳糜性和脓性；根据发病机制，可分为漏出液和渗出液。

中医学认为其主要病机可概括为饮蓄胸胁，水饮潴留。饮停于胸，清阳失于输布，则见胸胁胀满、气短、喘促、咳嗽等症。水饮留滞，或阻滞气机，蕴结化热。肺失宣肃则咳嗽胸闷，邪毒蕴结于胸，阻碍气机。水饮为阴邪，留滞不行而耗伤阳气，引发胸阳不振；或气行不利，瘀血阻络。气滞血脉不畅则痛，故可见胸胁疼痛。若复感外邪，可见发热、恶寒。若素体虚弱，得病日久，可出现肺气亏耗，肌腠弛松，津失气摄，则见易出汗、少气、乏力等症状。本病可参考中医学"悬饮""胸痛""胁痛""咳嗽"等疾病进行辨证治疗。

第一节　内服方

·逐饮汤·

【组成】川椒9克，葶苈子9克，炒枳壳9克，杏仁9克，桂枝4~6克，全瓜蒌20~30克，桑白皮12克，泽泻10~12克，茯苓15克，猪苓15克，车前子10克。

【用法】每日1剂，水煎分2次服。

【功效】泻肺逐饮，行气利水。

【主治】胸腔积液（气机郁滞证）。

【来源】《中医杂病集成》

·痰瘀同治方·

【组成】桑白皮30~60克，葶苈子30~60克，茯苓皮15~30克，瓜蒌皮15克，泽兰15克，莪术15克，三棱15克，桂枝6克。

【用法】每日1剂，水煎分2次服。

【功效】泻肺逐饮，化痰祛瘀。

【主治】胸腔积液（痰瘀互结证）。

【来源】《中医杂病集成》

加味五苓散

【组成】茯苓12克，白术12克，猪苓10克，泽泻10克，桂枝6克，商陆20克，党参15克，赤芍15克。

【用法】每日1剂，水煎分2次服。

【功效】利水逐饮，健脾化瘀。

【主治】结核性胸腔积液。

【来源】《中医杂病集成》

十枣汤加味

【组成】大戟、甘遂、醋炒芫花各3~9克，大枣10枚。

【用法】每日1剂，水煎分2次服。

【功效】利水逐饮，健脾化瘀。

【主治】胸腔积液（渗出性胸膜炎）。

【来源】《中医杂病集成》

小柴胡汤合小陷胸汤加减

【组成】柴胡12克，黄芩10克，姜半夏10克，全瓜蒌15克，枳壳10克，百部15克，夏枯草30克，郁金10克，甘草6克，白芍10克。

【用法】每日1剂，水煎分2次服。

【功效】疏解外邪，化痰通络。

【主治】胸腔积液（邪伏少阳证）。

【来源】《西医检查 中医治疗》

葶苈大枣泻肺汤合《千金》苇茎汤加减

【组成】葶苈子10克，全瓜蒌20克，桑白皮12克，泽泻10克，枳壳10克，苇茎30克，薏苡仁30克，百部15克，桂枝3克，茯苓15克，大枣5枚，冬瓜仁15克，杏仁10克。

【用法】每日1剂，水煎分2次服。

【功效】宣肺利水，理气逐饮。

【主治】胸腔积液（饮留胸胁证）。

【来源】《西医检查 中医治疗》

香附旋覆花汤加减

【组成】香附10克，旋覆花（包煎）6克，炒紫苏子10克，降香5克，郁金10克，柴胡10克，赤芍10克，枳壳10克，延胡索10克，黄芩10克，全瓜蒌12克。

【用法】每日1剂，水煎分2次服。

【功效】理气解郁，通络止痛。

【主治】胸腔积液（气机郁滞证）。

【来源】《西医检查 中医治疗》

清骨散加减

【组成】银柴胡10克，胡黄连8克，秦艽10克，鳖甲15克，地骨皮12克，青蒿10克，知母10克，全瓜蒌12克，橘络6克，麦冬10克，沙参12克，党参12克，郁金10克，香附6克，枳壳10克，麦芽20克。

【用法】每日1剂，水煎分2次服。

【功效】滋阴清热，化痰解郁。

【主治】胸腔积液（阴虚内热证）。

【来源】《西医检查　中医治疗》

治胸水方

【组成】西洋参8克，党参12克，炒白术12克，大腹皮8克，干姜4克，陈皮8克，茯苓10克，猪苓10克，小茴香4克，半夏8克，炒莱菔子8克，砂仁6克，淫羊藿4克，菟丝子8克，川芎6克，红花4克，三七粉4克（冲服），柴胡8克，羌活4克，炒山楂8克，炒枳实6克，炙甘草5克，大葱半棵，生姜4片，白萝卜50克。

【用法】每日1剂，水煎3次，每次煎20分钟，共煎取药汁2升左右，分作4次温热服。

【功效】温阳补肾，健脾渗湿，活血化瘀，降气止咳。

【主治】胸腔积液（阴虚内热证）。

【来源】《全息补肾话中医》

加味桂车汤

【组成】生黄芪60克，鱼腥草30克，芦根30克，车前子（包煎）20克，冬葵子20克，生薏苡仁20克，炒薏苡仁20克，冬瓜子15克，半枝莲15克，紫花地丁15克，肉桂10克，黄芩10克，桃仁10克，制香附10克。

【用法】每日1剂，水煎分2次服。

【功效】宣肺益气，清热利水。

【主治】胸腔积液（邪犯胸肺证）。

【来源】《中医专方全书》

· 扶正涤痰散结汤 ·

【组成】黄芪15克, 葶苈子 (包煎) 15克, 当归12克, 夏枯草12克, 生牡蛎 (先煎) 12克, 蜂房12克, 威灵仙12克, 红花10克, 法半夏10克, 白芥子10克, 桔梗10克, 甘草10克。

【用法】每日1剂, 水煎分2次服。

【功效】扶正涤痰, 祛瘀散结。

【主治】胸腔积液 (邪犯胸肺证)。

【来源】《中医专方全书》

· 悬饮汤 ·

【组成】赤小豆20克, 车前子 (包煎) 20克, 葶苈子 (包煎) 15克, 瓜蒌子15克, 薤白12克, 白术12克, 泽泻12克, 白芥子10克, 杏仁10克, 猪苓10克, 茯苓10克, 百部10克, 红花10克, 桃仁10克。

【用法】每日1剂, 水煎分2次服。

【功效】行气利水, 化瘀通络。

【主治】胸腔积液 (饮停胸胁证)。

【来源】《中医专方全书》

· 六子蠲饮汤 ·

【组成】葶苈子 (包煎) 15克, 车前子 (包煎) 15克, 紫苏子12克, 白芥子12克, 莱菔子12克, 杏仁10克。

【用法】每日1剂, 水煎分2次服。

【功效】化湿利水。

【主治】胸腔积液 (饮停胸胁证)。

【来源】《中医专方全书》

❧·消水汤·❧

【组成】椒目50粒，瓜蒌30克，法半夏20克，茯苓20克，葶苈20克，桑白皮15克，葶苈子（包煎）15克，紫苏子15克，橘红10克，生姜5克。

【用法】每日1剂，水煎分2次服。

【功效】宣肺化湿利水。

【主治】胸腔积液（饮停胸胁证）。

【来源】《中医专方全书》

❧·芪葶泻肺利水汤·❧

【组成】生黄芪30克，薏苡仁30克，白花蛇舌草30克，半枝莲30克，葶苈子（包煎）30克，猪苓20克，车前子（包煎）20克，茯苓20克，白术15克，玉竹15克，泽泻10克，桂枝5克，甘草5克，大枣10枚。

【用法】每日1剂，水煎分2次服。

【功效】泻肺利水。

【主治】胸腔积液（饮停胸胁证）。

【来源】《中医专方全书》

❧·椒目瓜蒌汤·❧

【组成】炙葶苈子（包煎）30克，车前草30克，马鞭草30克，桑白皮15克，瓜蒌皮15克，丹参15克，紫苏子12克，白芥子12克，法半夏12克，葶苈12克，泽兰12克，椒目12克，茯苓12克，橘红10克，水蛭（研末冲服）5克。

【用法】每日1剂，水煎分2次服。

【功效】泻肺利水。

【主治】胸腔积液（饮停胸胁证）。

【来源】《中医专方全书》

❧ 疏凿葶苈泻肺汤 ❧

【组成】法半夏15克，商陆10克，木通10克，泽泻10克，槟榔10克，白芥子10克，赤小豆10克，茯苓10克，陈皮10克，葶苈子（包煎）10克，瓜蒌皮10克，防己10克，旋覆花（包煎）10克，炙甘草10克，生姜皮10克。

【用法】每日1剂，水煎分2次服。

【功效】泻肺利水。

【主治】胸腔积液（饮停胸胁证）。

【来源】《中医专方全书》

❧ 滋阴止喘汤 ❧

【组成】南沙参15克，麦冬15克，枸杞子15克，熟地黄15克，白芍12克，当归10克，黄芪10克，川楝子10克，贝母10克，枇杷叶10克，白果10克，地龙10克。

【用法】每日1剂，水煎分2次服。

【功效】滋阴润肺，行气利水。

【主治】胸腔积液（阴虚内热证）。

【来源】《中医专方全书》

❧ 沙参麦冬泻白汤 ❧

【组成】南沙参15克，地骨皮15克，天花粉15克，桑白皮12克，麦冬10克，玉竹10克，白芍10克，桑叶10克，甘草5克。

【用法】每日1剂，水煎分2次服。

【功效】养阴清肺。

【主治】胸腔积液（阴虚内热证）。

【来源】《中医专方全书》

麦冬汤合苇茎汤加减

【组成】麦冬15克，瓜蒌壳12克，川贝母6克，桑白皮18克，知母12克，玉竹15克，牡蛎24克，车前草30克，薏苡仁15克，芦根30克，冬瓜仁18克。

【用法】每日1剂，水煎分2次服。

【功效】清肺化痰，降气利水，兼以养阴。

【主治】胸腔积液（肺阴不足，痰热滞肺证）。

【来源】《享受中医——中国古今名医治病故事选编》

十枣汤

【组成】甘遂、芫花、大戟各等份。

【用法】上药研为细末，装入胶囊，首次量1.2~1.5克，再次1.5~1.8克，大枣10枚煎汤送服。

【功效】攻逐水饮。

【主治】胸腔积液（水饮内停实证）。

【来源】《中医名方新用》

椒目瓜蒌汤

【组成】川椒目3~10克，全瓜蒌15~30克，桑白皮10~15克，葶苈子（包煎）6~15克，橘红6~10克，半夏6~10克，茯苓10~30克，紫苏子10克，蒺藜10克，生姜3片。

【用法】每日1剂，水煎分2次服。

【功效】泻肺利水。

【主治】胸腔积液（正虚水停证）。

【来源】《现代中医内科急症治疗》

四逆汤加味

【组成】附子15克，黄芪30克，炮姜20克，血余炭30克，茯苓30克，猪苓20克，桂枝10克，砂仁10克，牵牛子25克，槟榔25克，枳壳10克，川厚朴10克，麦芽20克，薏苡仁20克，炙甘草10克。

【用法】每日1剂，水煎分2次服。

【功效】温阳益气摄血，兼顾行气利水。

【主治】血性胸腔积液（阳气亏虚证）。

【来源】《中医火神派医案全解》

控涎丹加减

【组成】炙大戟3克，炙甘遂3克，枳壳12克，葶苈子18克，桑白皮15克，陈皮10克，半夏10克，生姜10克，金银花30克，连翘20克，牡丹皮10克，鱼腥草30克，车前草30克，茯苓25克，川贝母10克，浙贝母10克，郁金10克，芍药15克。

【用法】每日1剂，水煎分2次服。

【功效】利水降气，清热活血。

【主治】胸腔积液（饮停胸胁证）。

【来源】《名老中医带教录》

桑菊饮加减

【组成】桑叶20克，菊花10克，桔梗10克，连翘10克，杏仁

10克，生甘草10克，薄荷10克，金银花20克，紫花地丁20克，蒲公英20克，薏苡仁20克。

【用法】每日1剂，水煎分2次服。

【功效】辛凉宣肺。

【主治】胸腔积液（风温上袭，邪在肺卫证）。

【来源】陕西中医函授，1990，5（25）

参苓白术散加减

【组成】党参25克，白术15克，茯苓15克，甘草10克，白扁豆15克，砂仁15克，薏苡仁30克，莲子15克，厚朴6克，黄芪40克，焦山楂12克，桂枝12克。

【用法】每日1剂，水煎分2次服。

【功效】健脾化湿。

【主治】胸腔积液（脾运不足，水湿停滞证）。

【来源】中国社区医师，2015，31（6）

葶苈大枣泻肺汤合泻白散加减

【组成】葶苈子20克，桑白皮15克，泽泻15克，地骨皮15克，煨木香15克，沙参30克，麦冬15克，五味子10克，丹参15克，赤芍15克，黄芪30克，白花蛇舌草30克，太子参30克，龙葵30克，半枝莲20克，焦三仙各10克，大枣6枚。

【用法】每日1剂，水煎分2次服。

【功效】泻肺利水，益气养阴，清肺解毒。

【主治】胸腔积液（气阴两虚，肺热血瘀证）。

【来源】光明中医，2016，31（20）

ᨠᨠ · 经验方1 · ᨠᨠ

【组成】西洋参6克，灵芝10克，山慈菇15克，蜈蚣3条，黄芩10克，葶苈子20克（包煎），龙葵20克，桑白皮12克，白芥子3克，五味子5克，生白术12克，三七5克，前胡10克，炙甘草3克。

【用法】每日1剂，水煎分2次服。

【功效】化痰逐饮，清肺解毒，益肺健脾，补肾纳气。

【主治】胸腔积液（肺癌晚期，证属痰饮瘀毒内盛，肺脾两损，肺肾双亏）。

【来源】《临床危重疑难病中医验案精选》

ᨠᨠ · 经验方2 · ᨠᨠ

【组成】西洋参8克（另煎），灵芝10克，蜈蚣3条，葶苈子20克（包煎），龙葵20克，桑白皮12克，白芥子6克，莪术15克，生白术12克，生黄芪10克，炙黄芪10克，泽兰15克，泽泻15克，谷芽12克，麦芽12克。

【用法】每日1剂，水煎分2次服。

【功效】益气养阴，逐饮化瘀解毒。

【主治】胸腔积液（肾癌肺转移晚期，证属痰饮内停，肺脾肾气虚加瘀）。

【来源】《临床危重疑难病中医验案精选》

第二节　外用方

ᨠᨠ · 贴敷方1 · ᨠᨠ

【组成】大黄、当归、浙贝母、生半夏、黄芩、猪牙皂、姜

黄、生天南星各30克，黄柏、败酱草、木芙蓉叶各60克，白芷
15克。

【用法】将上药研磨后用蜂蜜拌成饼状，B超定位胸腔积液点，以点为中心贴在相应部位皮肤上，每剂用2~3日。连续治疗2周。

【功效】泻肺逐饮，利水消痰。

【主治】渗出性胸腔积液。

【来源】新中医，2020，52（1）

～･ 贴敷方2 ･～

【组成】茯苓15克，猪苓15克，白术15克，木瓜15克，木香10克，大腹皮15克。

【用法】将以上药物制成膏剂，贴敷于肺俞、脾俞、肾俞、阳陵泉、水分、水道等穴位，每日1贴，每贴维持时间为4~6小时，共用14日。

【功效】行气活血祛瘀。

【主治】恶性胸腔积液。

【来源】中国医药指南，2017，15（22）

～･ 贴敷方3 ･～

【组成】生黄芪15克，乌药15克，蛇莓15克，茯苓皮15克，桑白皮15克，生姜皮15克，桂枝12克，葶苈子15克，大戟2克，冰片5克，硼砂5克。

【用法】取以上药物的浓缩颗粒制剂，加入适量水调成糊状敷于胸壁，后再以深部热疗机行局部热疗，温度设定在39.5~41.5℃，功率在400~500瓦，辐射器距皮肤30厘米，每次加温时间为30分钟。

【功效】祛毒利水，散结破癥。

【主治】恶性胸腔积液。

【来源】中国中医药现代远程教育，2015，13（9）

·贴敷方4·

【组成】香附30克。

【用法】将上药捣烂，调醋外敷胸前，盖以消毒纱布，每日一换。

【功效】行气止痛。

【主治】胸腔积液。

【来源】《常见病中草药外治疗法》

·止痛散·

【组成】甘遂、川芎、丹参、延胡索、肉桂、胡椒、半夏，药物比例为6∶3∶3∶2∶3∶1∶2。

【用法】将上药研碎成粉末，在粉末中加入蜂蜜，调制成糊状。裁剪无菌纱布，成7厘米×13厘米大小。将糊状的中药涂抹在裁剪完成的无菌纱布上，制成止痛贴。将止痛贴敷在背部，敷贴的位置应与胸腔积液处相对应，敷贴时间为6小时。在敷贴治疗期间，要定期观察患者敷贴位置是否有瘙痒、红肿等过敏性反应。若过敏，则应立即取下。每日1贴，3周为1个疗程。

【功效】祛痰化瘀。

【主治】结核性胸腔积液。

【来源】新中医，2019，51（12）

·离子导入方·

【组成】延胡索75克，细辛75克，红花50克，白芍75克，郁金50克，当归80克，乳香、没药各50克，桔梗50克。

【用法】上药研磨后用50%乙醇1000毫升浸泡15日后滤清备用。用中频治疗仪在胸壁穿刺点附近2处阿是穴及双肺俞穴进行中药导入。电压220伏，固定治疗头，每日1次，每次30分钟，振动幅度18~20赫兹。

【功效】活血利肺。

【主治】结核性胸腔积液。

【来源】现代医药卫生，2019，35（21）

熏洗方

【组成】柴胡15克，黄芩20克，旋覆花10克，鱼腥草15克，车前子20克，桑白皮20克，半夏20克，茯苓20克，紫苏子15克，防己15克，大黄花20克，泽泻20克，甘草10克。

【用法】上药煎煮后，过滤去渣，置入中药熏蒸多功能治疗仪中，用药物蒸汽直接熏蒸胸腔积液部位，熏蒸温度45~47℃。在局部外加塑料薄膜，避免药物蒸汽流失或温度下降过快而降低熏蒸效果；熏蒸后用剩余的药物洗浴患处。熏洗完毕，用干毛巾擦去局部药液。每次30分钟，每周5次。

【功效】活血化瘀，行气止痛。

【主治】结核性胸腔积液。

【来源】中国现代医生，2019，57（26）

十枣汤

【组成】甘遂、大戟、芫花各5克，大枣10枚。

【用法】上药研末，以白醋或凡士林调匀至膏状，直接敷贴于患者背部肺俞、膏肓穴及腋中线左侧第7肋间、右侧第8肋间部位。每周2~3次，每次4小时。

【功效】和血利水。

【主治】胸腔积液。

【来源】中国民族民间医药，2019，28（6）

抑阳消水方

【组成】天花粉30克，大黄15克，黄柏15克，制天南星12克，厚朴18克，姜黄12克，当归20克，炙乳香20克，炙没药20克，白芷12克。

【用法】将上药研成粉末，装袋密封备用。取中药粉20克，用米醋1毫升、黄酒10毫升、蜂蜜5毫升调成糊状，摊于纱布上并包裹以防外溢（直径10厘米，厚5毫米的饼状），参照胸腔彩色多普勒定位，温水清洁局部皮肤，将中药膏外敷于患者侧胸壁，注意避开心脏，敷料固定。根据患者的皮肤情况、耐受能力和药物刺激性大小调整每次贴敷时间，每次4~6小时，每日1次，以上午贴敷为佳。10~14日为1个疗程。

【功效】清热解毒，利湿化瘀。

【主治】胸腔积液。

【来源】环球中医药，2017，10（4）

抗癌消水膏1

【组成】大枣200枚，甘遂5~10克，大戟5克，芫花5克，黄芪100克。

【用法】以上几种药物按比例制成膏剂外敷，每日外敷1次，每次1贴，外敷部位以背部肺叶及前胸的病变部位为主。

【功效】行气利水祛瘀。

【主治】癌性胸腔积液（水饮壅盛证）。

【来源】吉林医学，2014，35（19）

·· 抗癌消水膏2 ··

【组成】黄芪、桂枝、莪术、牵牛子、老鹳草各5克，冰片10克。

【用法】取电子天平1台、自来水（常温）足量、无菌塑料药盒若干（痰盒大小）、9厘米×12厘米无纺膏药布数张、苯海拉明霜1盒、75%乙醇100毫升，将黄芪、桂枝、莪术、牵牛子、老鹳草各5克置入药盒中，兑入自来水约5毫升及已备冰片溶液约2毫升（冰片10克溶入75%乙醇内配制而成），充分搅拌至膏状，此时抗癌消水膏制作已完成，其颜色为棕褐色，呈膏状，气味稍带芳香。取上述抗癌消水膏约10克，均匀纳入大小约9厘米×12厘米的无纺膏药布内，厚度约为5毫米；给患者局部皮肤清洁消毒，将上述无纺膏药布贴于胸腔积液在体表的投射区域，轻压边缘，使其与患者皮肤充分贴紧，增加皮肤的水合程度，促进药物吸收。根据胸腔积液的分度标准，少量胸腔积液贴1贴即可，中量或者大量胸腔积液根据情况贴2~4贴，每日换药1次，2周为1疗程。治疗过程中如果局部有皮肤过敏，可在抗癌消水膏中加入少量苯海拉明霜，继续外敷。

【功效】益气消饮，温阳化癖。

【主治】恶性胸腔积液。

【来源】2013年全国中医肿瘤学术年会论文集

·· 悬饮贴膏 ··

【组成】甘遂、大戟各15克，葶苈子20克，半夏、胆南星、白芷、白芥子各30克，鸦胆子10克，吴茱萸30克，延胡索25克，肉桂、干姜各30克，胡椒20粒，五倍子15克，香油500克，铅丹195克。

【用法】按照传统工艺，将以上中药制作成悬饮贴膏，外贴于患侧胸壁，10日更换1次，1个月为1疗程。

【功效】利水蠲饮，降逆化痰。

【主治】恶性胸腔积液。

【来源】河北中医药学报，2012，27（2）

中药油膏

【组成】甘遂、大戟、芫花各30克，葶苈子、桃仁、川芎、金荞麦各150克，山慈菇300克，生大黄200克（后下）。

【用法】将以上药物浓煎成500毫升左右，以一定比例的凡士林收膏，外敷于患侧胸壁，3日后揭掉，停1日后再贴，1个月为1疗程。

【功效】活血通络，泻肺逐饮。

【主治】恶性胸腔积液。

【来源】陕西中医，2006，27（5）

温阳逐水方

【组成】黄芪60克，白术30克，桂枝20克，干姜20克，葶苈子15克，甘遂5克，椒目15克，龙葵15克，甘草10克。

【用法】以上药物经粉碎机粉碎，过筛成极细粉末后使用。每次取50~100克中药粉末，兑适量生理盐水加鸡蛋清调合外敷，根据患者胸腔积液量的多少和部位，将药物外敷在患侧胸壁，一般敷药范围超过胸腔积液投射范围一个肋间或5厘米，外敷约1~2毫米厚，敷药后表面用保鲜膜覆盖，使其尽量保持湿润状态，最后用纱布覆盖，胶布固定。每日外敷12小时，每日1换。

【功效】温阳健脾，利水消肿。

【主治】恶性胸腔积液。

【来源】成都中医药大学（学位论文），2015

化饮消痞硬膏

【组成】大戟2克，甘遂2克，芫花2克，狼毒3克，牵牛子3克，清半夏15克，浙贝母15克，细辛3克，威灵仙15克，三棱12克，莪术12克，姜黄15克，藜芦12克，白及6克，生草乌6克，生川乌6克，干蟾皮10克，阿魏10克（后下），白术15克。

【用法】以上药物制备硬膏。清洁皮肤，点燃酒精灯，揭去硬膏贴膜，置于酒精灯上烘烤至硬膏变软发热，外敷于患侧胸壁处，以皮肤无灼痛感为度，隔2日一贴，21日为1个疗程。

【功效】泻水逐饮，化痰除痞，化瘀散结，解毒消肿。

【主治】恶性胸腔积液。

【来源】河南中医药大学（学位论文），2016

消水Ⅱ号

【组成】生黄芪40克，薏苡仁30克，牵牛子50克，莪术40克，桃仁50克，红花50克，桂枝40克，猪苓40克。

【用法】上药除莪术、桂枝、冰片外加水煎煮浓缩成浸膏状，按3%比例加入氮酮，莪术、桂枝单提挥发油，最后加入浸膏中，冰片以乙醇溶解后迅速搅入，即成（每毫升浸膏含生药4.85克）。据患者胸腔积液量的多少，将药物外敷在患侧胸壁，一般敷药范围超出胸腔积液量投射范围5厘米或一个肋间，外敷消水Ⅱ号膏约

1~2毫米厚，敷药后用保鲜膜覆盖，使药膏保持湿润状态，然后再用纱布覆盖，胶布固定，每日更换1次。

【功效】活血破瘀，利水消肿。

【主治】恶性胸腔积液。

【来源】北京中医药大学（学位论文），2002